Sonntag

Die Autoren

Olaf Breidenbach, geb. 1969, ist Leiter des Dorn-Therapiezentrums in Köln. Seit 1996 arbeitet er intensiv mit der Dorn-Methode und gibt sie seit 2003 in eigenen Kursen weiter. Seine Ausbildung hat er bei Harald Fleig und Antje Kordts absolviert. In seiner täglichen Praxis als Heilpraktiker kombiniert er die Dorn-Methode mit der Traditionellen Chinesischen Medizin.

Rebecca Erlewein, geb. 1975, ist Heilpraktikerin und arbeitet in ihrer Praxis mit sanften manuellen Techniken, Klassischer und Japanischer Akupunktur. Sie schreibt und übersetzt beruflich seit 1995.

Lehrbuch Dorn-Therapie

Mit Breuß-Massage

Olaf Breidenbach
Rebecca Erlewein

2., überarbeitete Auflage

58 Abbildungen
15 Tabellen

Sonntag Verlag · Stuttgart

Bibliografische Information
der Deutschen Nationalbibliothek

Die Deutsche Nationalbibliothek verzeichnet diese Publikation in der Deutschen Nationalbibliografie; detaillierte bibliografische Daten sind im Internet über http://dnb.d-nb.de abrufbar.

Anschrift der Verfasser:

Olaf Breidenbach
Dorn-Therapiezentrum
Breidenbach & Schmitt GbR
Piusstr. 127
50931 Köln

Rebecca Erlewein
Japanese Acupuncture
64 Hapua St, Hataitai
Wellington 6021
Neuseeland

1. Auflage 2006

Wichtiger Hinweis: Wie jede Wissenschaft ist die Medizin ständigen Entwicklungen unterworfen. Forschung und klinische Erfahrung erweitern unsere Erkenntnisse, insbesondere was Behandlung und medikamentöse Therapie anbelangt. Soweit in diesem Werk eine Dosierung oder eine Applikation erwähnt wird, darf der Leser zwar darauf vertrauen, dass Autoren, Herausgeber und Verlag große Sorgfalt darauf verwandt haben, dass diese Angabe **dem Wissensstand bei Fertigstellung des Werkes** entspricht.
Für Angaben über Dosierungsanweisungen und Applikationsformen kann vom Verlag jedoch keine Gewähr übernommen werden. **Jeder Benutzer ist angehalten**, durch sorgfältige Prüfung der Beipackzettel der verwendeten Präparate und gegebenenfalls nach Konsultation eines Spezialisten festzustellen, ob die dort gegebene Empfehlung für Dosierungen oder die Beachtung von Kontraindikationen gegenüber der Angabe in diesem Buch abweicht. Eine solche Prüfung ist besonders wichtig bei selten verwendeten Präparaten oder solchen, die neu auf den Markt gebracht worden sind. **Jede Dosierung oder Applikation erfolgt auf eigene Gefahr des Benutzers.** Autoren und Verlag appellieren an jeden Benutzer, ihm etwa auffallende Ungenauigkeiten dem Verlag mitzuteilen.

Unsere Homepage: www.sonntag-verlag.com

Printed in Germany

Zeichnungen: C. Lackner, Ittlingen
Fotos: Olaf Breidenbach, Köln
Umschlaggestaltung: Thieme Verlagsgruppe
Umschlagfotos: Olaf Breidenbach, Köln
Satz: F3media, 71093 Weil im Schönbuch
gesetzt in: InDesign CS2
Druck: Grafisches Centrum Cuno, 39240 Calbe

ISBN 978-3-8304- 9191-0 1 2 3 4 5 6

Vorwort zur 2. Auflage

„Das Erlangen von Weisheit zeigt sich an besseren Fragen, nicht unbedingt an besseren Antworten.“ (Unbekannter Autor)

Ob wir selbst durch die Fragen unserer aufmerksamen Schüler, Leser und Patienten weiser geworden sind, das ist eine andere Geschichte, die ein andermal erzählt werden muss – aber sie haben uns sicherlich zum Nachdenken angeregt, und dazu, einige unserer Theorien noch einmal eingehender zu betrachten. Sie haben uns auch darauf aufmerksam gemacht, wo noch Erklärungsbedarf und Ergänzungen nötig waren. Dafür möchten wir uns herzlich bei allen bedanken, die uns durch ihre Fragen und Rückmeldungen unterstützt haben. Besonderer Dank gebührt auch unserer kompetenten und freundlichen Unterstützung durch den Sonntag Verlag.

Wir hoffen, mit der 2. Auflage einige Ihrer Fragen besser zu beantworten und wünschen Ihnen weiterhin Erfolg bei der Behandlung Ihrer Patienten. Und Weisheit.

Köln und Wellington, im Januar 2008

Olaf Breidenbach
Rebecca Erlewein

Vorwort zur 1. Auflage

Wir leben in einer Zeit, in der das Denken, Sehen und Hören das Tasten und Fühlen in vielen Bereichen ersetzt haben. Sehen und Hören können wir auf Distanz, zum Denken können wir uns sogar ganz von der Welt zurückziehen. Zum Fühlen und Tasten müssen wir aber ganz nah dran sein, wir müssen berühren, und dies geht nicht, ohne gleichzeitig berührt zu werden. Oft ist gerade diese Verbindung wichtig, wenn wir unseren Patienten gerecht werden wollen.

Jede Berührung ist Kommunikation, im therapeutischen wie im nichttherapeutischen Kontext. Besonders effektiv wird diese Kommunikation, wenn der Therapeut die Signale zu lesen versteht, die der Körper des Patienten sendet. Viele Patienten kommen eingangs wegen *eines* bestimmten Symptoms in die Praxis und nehmen den Rest ihres Körpers kaum wahr. Dies kann verschiedenste Gründe haben: Desinteresse für den eigenen Körper, Konzentration auf den Teil des Körpers, der die größten Beschwerden verursacht, oder auch starke Verspannungen, die es unmöglich machen, etwas zu fühlen.

Der erfahrene Therapeut entdeckt bei der körperlichen Untersuchung des Patienten oft mehr über dessen Beschwerden, als der Patient bei der Anamnese anzugeben vermag. Die Reaktionen auf das direkte Ansprechen dieser Signale sind meist positiv. Viele Patienten konzentrieren sich auf ihr Leitsymptom und nehmen weniger starke Beschwerden nicht wahr, sei es, weil sie sich zwischenzeitlich daran gewöhnt haben oder weil sie diese Beschwerden für normal halten, wie z.B. Sodbrennen, Verdauungsbeschwerden oder Kopfschmerzen. Besonders das Ansprechen von bisher nicht bewussten Bereichen verblüfft die Patienten und fördert das Vertrauen in den Therapeuten, das der Patient braucht, um sich mit seiner Krankheit, die oft als Unzulänglichkeit oder Makel empfunden wird, auseinanderzusetzen.

Auch respektvolle Berührung fördert dieses Vertrauen. Es ermöglicht dem Patienten, sich dem Therapeuten anzuvertrauen auf dem Weg zu sich selbst. Wir Menschen *haben* nicht einen Körper, so wie wir ein Auto, eine Waschmaschine oder einen Computer haben, sondern wir *sind* gleichzeitig unser Körper und noch mehr. Das Ziel einer Behandlung ist also nicht nur die Wiederherstellung der Funktion, sondern auch, den Patienten zu einer verbesserten Selbstwahrnehmung anzuleiten.

Die Dorn-Therapie bietet hierzu eine sehr gute Möglichkeit. Im Mittelpunkt der Therapie steht der Körper des Patienten, keine theoretischen Überlegungen. Der Behandlungserfolg ist sofort überprüfbar: Wenn die Behandlung richtig war, hat der Patient rasch weniger Schmerzen und kann sich wieder besser bewegen.

Mit diesem Buch möchten wir Ihnen das Erlernen und das Arbeiten mit der Dorn-Therapie und der Breuß-Massage erleichtern. Der breite Seitenrand bietet Ihnen Platz für eigene Gedanken und Notizen – nutzen Sie ihn!

Wir hoffen aufrichtig, dass das hier vorgestellte Wissen Ihren Patienten genauso gut hilft wie unseren.

Köln, im Sommer 2005

Olaf Breidenbach
Rebecca Ewert

Inhalt

Die Dorn-Therapie

Die Breuß-Massage

Hilfe zur Selbsthilfe

Anhang

Die Dorn-Therapie

1 Einführung

1.1 Geschichte

Die Behandlung des Bewegungsapparats mit verschiedenen manuellen Techniken ist in zahlreichen Kulturkreisen bekannt. Die Techniken wurden entweder während der Behandlung selbst entdeckt oder anhand des physikalischen und anatomischen Wissens entwickelt. Manipulationen an Gelenken und Wirbeln wurden bereits im vorchristlichen Griechenland und in Ägypten ausgeübt (Illi 1938, nach: Biedermann 1988).

> Die Behandlung mit manuellen Methoden ist wahrscheinlich so alt wie die Menschheit selbst.

Gegen Ende des 19. Jahrhunderts entstanden in Europa und Amerika manuelle Methoden, deren Techniken nach festgelegten Behandlungsprinzipien ausgeführt wurden. Andrew Taylor Still gründete 1892 die School of Osteopathy in Kirksville, USA. Seine Techniken hatte er u. a. aufgrund intensiver Anatomiestudien entwickelt. 1895 begründete David Daniel Palmer die Chiropraktik, in der die Reposition von blockierten Wirbeln über die Dorn- und Querfortsätze eine bedeutende Rolle spielt.

Derart ausformulierte Methoden ließen sich gut unterrichten und somit auch gut verbreiten. Fest steht, dass mit Chiropraktik, Osteopathie und auch mit manuellen Verfahren, die daraus oder unabhängig davon entwickelt wurden, teilweise beeindruckende Behandlungserfolge zu erzielen sind.

Gemeinsam ist allen diesen Methoden auch, dass sie zunächst Schwierigkeiten mit der Anerkennung durch die etablierte Medizin hatten und teilweise heute noch haben. Ein Hauptgrund hierfür liegt in ihrer Herkunft aus der Erfahrungsheilkunde. Die Chiropraktiker und Osteopathen, die ihre Methoden formulierten, verfügten nicht immer über die neuesten anatomisch-physiologischen Erkenntnisse ihrer Zeit und wendeten sie daher in ihren Modellen nicht an. Dies und die Tatsache, dass die Erklärungsmodelle in einer im Vergleich zur medizinischen Nomenklatur zu schlichten Sprache formuliert waren, erschwerten die Anerkennung durch die Schulmedizin. Biedermann (1988, S. 22) erinnert „in diesem Zusammenhang an die schweizerischen ‚Gutachten' aus dem Jahre 1936, in denen von Scharlatanerie und Suggestion die Rede war und alles, was mit Chiropraktik zusammenhing, in Bausch und Boden (sic!) als absurd abgetan wurde".

> Osteopathie und Chiropraktik wurden erst Mitte des 20. Jahrhunderts in die anerkannte Medizin integriert.

Inzwischen sind manuelle Verfahren in die Orthopädie integriert, werden im deutschsprachigen Raum aber nur selten als Therapieansatz für andere Beschwerden als die des Bewegungsapparats verwendet.

Die **Entwicklung der Dorn-Methode** beruht auf einem Erlebnis des Allgäuer Bauern und Sägewerksbesitzers Dieter Dorn. Dieser zog sich 1973 einen schweren Hexenschuss zu. Starke Schmerzen führten ihn schließlich zu einem alten Knochenrenker im Dorf. Josef Müller, ebenfalls ein Bauer, ließ ihn auf einem Bein stehen und mit dem anderen pendeln und drückte gleichzeitig mit seinem Daumen auf Dorns Wirbelsäule, woraufhin die Schmerzen sofort verschwanden.

Begeistert von dieser einfachen Art, Rückenschmerzen zu behandeln, fragte Dieter Dorn den alten Bauern, ob man diese Methode auch lernen könne, worauf dieser erwiderte, er könne sie bereits. Zwei Monate später starb Josef Müller.

> Innere Beschwerden können mit Wirbelblockaden in Verbindung stehen.

Dorn begann mit großem Erfolg, die Leute aus der Nachbarschaft zu behandeln. Dabei machte er immer neue Erfahrungen, z. B., dass auch innere Beschwerden verschwanden, die er zuvor nie mit der Wirbelsäule in Verbindung gebracht hatte.

Da stetig mehr Patienten von Dorn behandelt werden wollten, überlegte er, wie sie ihre Gelenke auch selbst korrigieren konnten, und entwickelte einige Eigenübungen. Schließlich erfuhr der Arzt Dr. Thomas Hansen von Dieter Dorn und seinen Erfolgen. Er war so angetan von der Methode, dass er Dorn ermutigte, Seminare zu geben, um „seine" Methode zu verbreiten. Mittlerweile gibt es fast überall in Deutschland Dorn-Therapeuten, und auch im Ausland wird diese Methode immer bekannter und beliebter.

1.2 Was ist die Dorn-Methode?

Die Dorn-Therapie ist eine sanfte manuelle Behandlungsmethode, mit der sich Wirbelsäulen- und Gelenkblockaden rasch und dauerhaft beseitigen lassen. Vorwiegend werden Beschwerden des Bewegungsapparates behandelt, dabei wird reflektorisch auch auf Erkrankungen der inneren Organe eingewirkt. Erklärungsprinzipien hierfür sind beispielsweise die Dermatome und die sogenannten Head-Zonen (s. S. 9f.). Ein weiteres Erklärungsprinzip lässt sich aus dem Leitbahnsystem der Traditionellen Chinesischen Medizin ableiten (s. S. 37ff.).

> Bei der Dorn-Therapie erfolgt die Korrektur in der Bewegung: Es wird nicht mit Hebelkraft gearbeitet; es werden keine Impulstechniken verwendet.

Das Attribut „sanft" im Zusammenhang mit der Dorn-Therapie bedeutet, dass weder lange Hebel noch Impulstechniken wie in der klassischen Manuellen Medizin angewendet werden. Stattdessen erfolgt die Korrektur in der Bewegung: Schwingen des kontralateralen Arms oder Beins bringen die Wirbelsäule in eine Torsionsbewegung. Gleichzeitig wird der zu behandelnde Wirbel durch den Therapeuten fixiert. So löst sich die Blockade passiv durch die Bewegung des darüber- oder darunterliegenden Wirbels. Die Gelenkbänder werden nicht überdehnt, und es besteht keine Gefahr, dass der Therapeut versehentlich andere Strukturen verletzt. Die Patienten entwickeln so auch keine Angst vor der Behandlung.

Die Bezeichnung „sanft“ bezieht sich auch auf das Arbeiten mit den Händen. Im direkten Kontakt mit einem Menschen können sich die meisten Patienten gut entspannen. „Sanft“ bedeutet jedoch nicht, dass die Behandlung völlig schmerzfrei erfolgt.

Welche Wirbel behandlungsbedürftig sind, zeigt sich unter anderem daran, dass die Muskulatur an den betreffenden Dornfortsätzen verspannt und druckdolent ist. Genau hier wird der zur Korrektur des Wirbels benötigte Druck ausgeübt. Nach der Behandlung lässt der Druckschmerz sofort nach, und die Verspannung löst sich: Indizien dafür, dass die Wirbelblockade behoben ist.

Ein Hauptprinzip der Dorn-Therapie entspricht dem Bild „das Haus von unten aufbauen“. Kein vernünftiger Mensch baut ein Haus ohne ein solides Fundament: Ist das Fundament nicht in Ordnung, verzieht sich das Haus früher oder später, und es entstehen Risse in den Wänden. Diese Risse kann man zwar zuspachteln; wenn das Fundament aber nicht begradigt wird, treten sie immer wieder auf und vergrößern sich.

> Blockaden des Beckens und der Beine müssen beseitigt werden, um Wirbelblockaden dauerhaft korrigieren zu können.

Akute Schmerzen sind meist durch schon länger bestehende Fehlstellungen bedingt, vergleichbar mit den unvermittelt auftretenden Rissen in einem schiefen Haus. Bieten Beine und Becken keine stabile und gerade Basis, entstehen Wirbelblockaden oder Skoliosen. Wie bei dem schiefen Haus muss zunächst das „Fundament“ gerichtet werden, um einen dauerhaften Behandlungserfolg zu ermöglichen.

Der **Behandlungsablauf** folgt einem gleichbleibenden Schema. So ist gewährleistet, dass – zumindest in der ersten Behandlung – alle Gelenke untersucht und behandelt werden und keines vergessen wird.

Zunächst werden die Beinlängen untersucht. Anschließend werden die Sprung-, Knie-, Hüft- und Iliosakralgelenke behandelt. Nach jedem Behandlungsschritt sind die Beinlängen wieder zu vergleichen, um festzustellen, welche Gelenke vor der jeweiligen Korrektur blockiert waren.

> Reihenfolge der Behandlung: Hüft-, Knie- und Sprunggelenke, Beckenknochen, Iliosakralgelenke, Wirbelsäule von unten nach oben, Schultern, Ellbogen, Hände, Kiefergelenk.

Anschließend ist die Lage des Beckens, d. h. der Beckenknochen zueinander und zum Kreuzbein und Steißbein, zu überprüfen und gegebenenfalls zu korrigieren. Dann wird die Wirbelsäule von unten nach oben abgetastet und behandelt. Bei den Lenden- und Brustwirbeln orientiert sich der Therapeut an den Dornfortsätzen, bei der Halswirbelsäule an den Querfortsätzen. Jeder Wirbel wird einzeln kontrolliert und sofort gerichtet, wenn er blockiert ist. Diagnose und Behandlung gehen fließend ineinander über.

Abschließend werden Schultern, Ellbogen und Hände sowie das Kiefergelenk behandelt.

Mit der Behandlung durch den Therapeuten allein ist es allerdings nicht getan. Zum Schluss der Behandlung werden dem Patienten einfache individuelle Übungen gezeigt, die er zu Hause regelmäßig durchführen soll (s. S. 125ff.). So kann er dafür sorgen, dass sein „Fundament" gerade bleibt. Die Übungen unterstützen den Körper, der sich an die „falschen" Gelenkstellungen gewöhnt hat und bei dem die korrekten Stellungen noch instabil sind. Durch die Übungen bekommt der Körper immer wieder Impulse, die richtigen Gelenkstellungen beizubehalten.

> Die tägliche Mitarbeit des Patienten ist unverzichtbar.

Die Dorn-Methode kann ohne besondere Geräte oder Hilfsmittel durchgeführt werden. In der Praxis bietet es sich an, ein gutes pflanzliches Öl und Tücher zum Abwischen nach der Behandlung bereitzuhalten. Eine Behandlungsliege wird als Teil der Praxisgrundausstattung vorausgesetzt.

1.3 Wichtige Begriffe

1.3.1 Blockade

Die im Sinne der Manuellen Therapie angewendeten Begriffe „Blockade" oder „Blockierung" bezeichnen die reversibel eingeschränkte Beweglichkeit eines Gelenks oder Wirbelsegments. Diese Definition schließt die vollständige Unbeweglichkeit aus, da in diesem Fall die Gelenkfunktion nicht gestört, sondern aufgehoben ist. Ein vorgeschädigtes Gelenk neigt eher zu Blockaden als ein intaktes Gelenk. Das Aufheben von Blockaden führt in vielen Fällen zur Besserung der Schmerzsymptomatik und verbessert die Versorgung des Gelenks.

Der Blockadebegriff der Dorn-Therapie ist wesentlich lockerer gefasst. Er beinhaltet, dass das einen entsprechenden Befund aufweisende Gelenk bzw. der Wirbel behandlungsbedürftig im Sinne der Dorn-Therapie ist, besagt aber nichts bezüglich der pathophysiologischen Gegebenheiten. Diese Blockadetheorie der Dorn-Therapie ist mit dem heutigen Stand des anatomischen Wissens nicht gänzlich vereinbar.

> Der Blockadebegriff der Dorn-Therapie ist recht weit gefasst.

Wenn nicht anders angeführt, wird im Folgenden der Begriff „Blockade“ im Sinne der Dorn-Theorie verwendet. Die entsprechenden Formulierungen werden im Interesse der Lesbarkeit beibehalten. Auf Widersprüche wird an Ort und Stelle hingewiesen.

Wirbelblockaden werden im Rahmen der Dorn-Therapie über druckschmerzhafte Punkte (lokaler Muskelhartspann) diagnostiziert und behandelt. Ein wichtiger Hinweis auf eine Wirbelblockade ist eine Tonusveränderung des Bindegewebes und der Haut gegenüber dem umliegenden Gewebe.

Gelenkblockaden werden durch entsprechende Stellungs- und Längenvergleiche der Extremitäten diagnostiziert. Mitunter ist die Diagnose, ob ein Gelenk blockiert war, erst rückblickend nach der Behandlung des Gelenks möglich.

Zu den Blockaden der Gelenke oder Wirbel vgl. auch „Theorie der Dorn-Therapie“ (S. 33f.).

Auch mit den sich aus den schulmedizinischen Blockadetheorien ergebenden Erkenntnissen kann nicht lückenlos erklärt werden, warum die hier dargestellten Techniken funktionieren. Ohne aufwendige Technik, z. B. durch bildgebende Verfahren, ist nicht einmal sicher beweisbar, ob in jedem Fall die beschriebenen Effekte, d. h. das Verschieben der knöchernen Strukturen, bei der Behandlung eintreten. Sicher ist nur, dass Patienten, die mit der Dorn-Therapie behandelt werden, regelmäßig Linderung oder Heilung ihrer Leiden erfahren, auch wenn andere Verfahren ihnen vorher nicht zufriedenstellend geholfen haben.

Wichtige Gegebenheiten im Rahmen von Diagnose und Behandlung nach Dorn:

- Blockierte Gelenke oder Wirbelsegmente verursachen nicht zwingend Schmerzen.
- Schmerzhafte Gelenke sind nicht zwingend blockiert.
- Blockadebedingte Schmerzen verringern sich sofort nach Aufheben der Blockade.

1.3.2 Luxation, Subluxation

Beide Begriffe bezeichnen eine Verrenkung, bei der sich zwei gelenkbildende Knochenenden nicht mehr in ihrer funktionsgerechten Stellung befinden. Bei der unvollständigen Verrenkung, der sog. Subluxation, stehen sich die Gelenkflächen noch teilweise gegenüber, bei der Verrenkung oder Luxation ist dies nicht der Fall. Das Gelenk ist federnd fixiert und nur noch teilweise oder gar nicht mehr beweglich. Häufig ist es geschwollen und schmerzt. Die umliegenden Strukturen, d. h. Bänder,

> Die Dorn-Therapie kann keine Verrenkungen beheben.

Kapseln, Muskeln, Gefäße und Nerven, können verletzt sein.

Verrenkungen sind mit den Mitteln der Dorn-Therapie nicht aufzuheben.

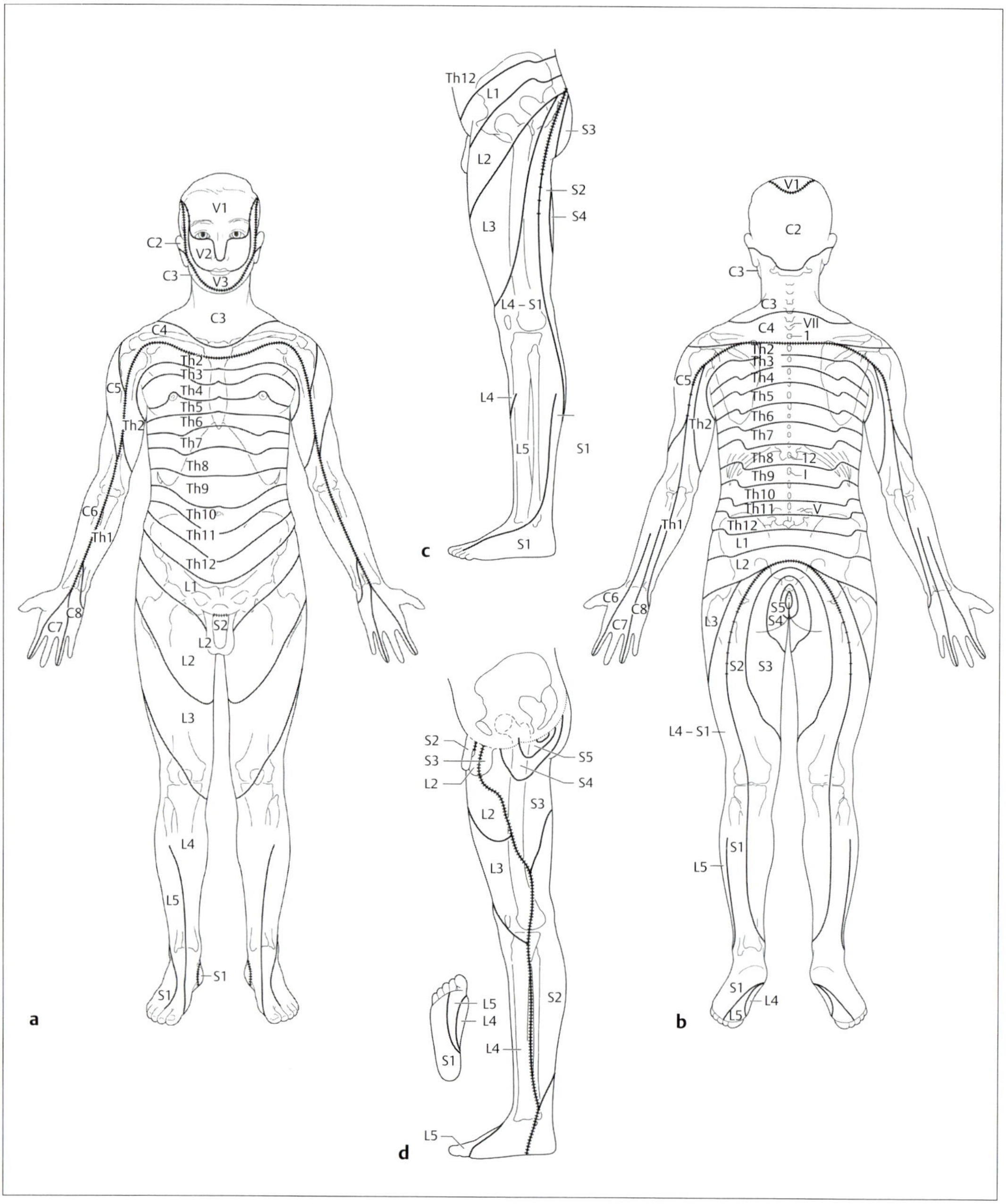

Abb. **1.1** Dermatome von vorn (a), von hinten (b), Seitenansicht der unteren Extremitäten (c, d).

1.3.3 Korrektur, Richten

Die Begriffe „Korrektur“ und „Richten“ werden in diesem Buch synonym gebraucht. Sie bezeichnen das vollständige Aufheben von Gelenk- und Wirbelblockaden und sind langfristiges Ziel der Behandlung.

Ein Zeichen für Blockadefreiheit ist uneingeschränkte Beweglichkeit. Darüber hinaus finden sich bei Wirbeln schmerzfreie Dornfortsätze, bei Halswirbeln schmerzfreie Querfortsätze.

1.3.4 Dermatome und Head-Zonen

Dermatome sind Hautzonen, die vorwiegend von einer bestimmten Spinalnervenwurzel innerviert werden. Nervenäste der Nachbarsegmente können diese Bereiche auch in geringerem Maße innervieren. Bei Reizungen und Schädigungen einer Nervenwurzel kommt es zu Parästhesien wie Schmerzen, Kribbeln, „Ameisenlaufen“, Empfindungsstörungen, aber auch Anästhesien entlang dieser Hautzonen. Dies erlaubt Rückschlüsse

> Dermatome und Head'sche Zonen verweisen auf innere Krankheiten.

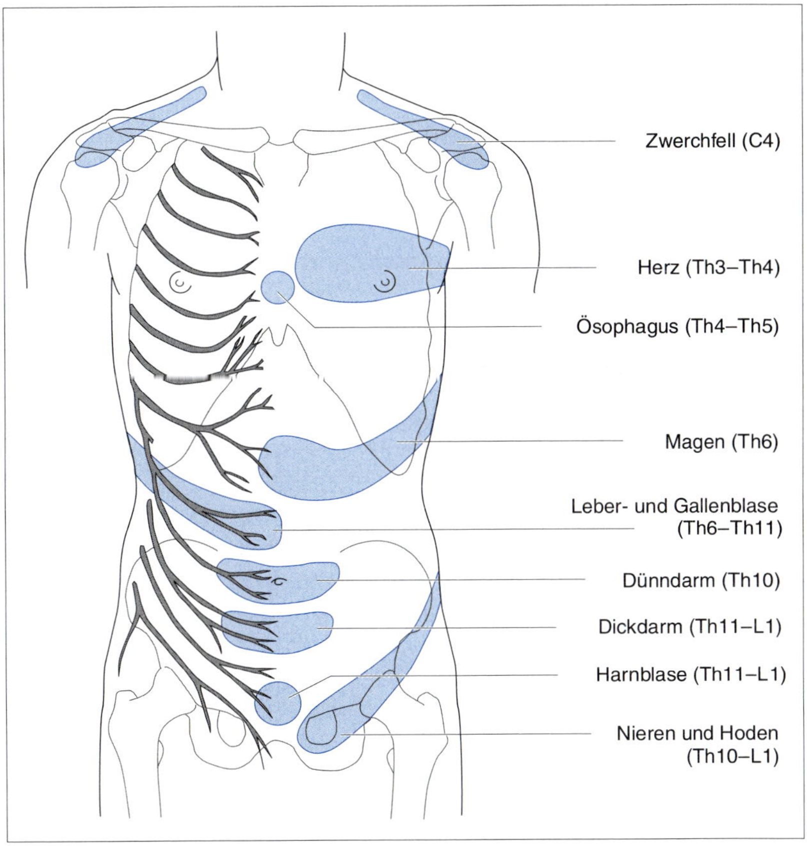

Abb. **1.2** Head'sche Zonen

auf den betroffenen Wirbel. Umgekehrt üben erkrankte Organe einen Reiz auf „ihren“ Wirbel aus und können Blockaden der entsprechenden Wirbelgelenke verursachen.

Das Aufheben von Wirbelblockaden reicht manchmal schon, um internistische Krankheiten erfolgreich zu therapieren. In jedem Fall unterstützt es den Menschen bei seiner Genesung, unabhängig davon, ob der Wirbel aufgrund eines inneren Geschehens blockiert war oder umgekehrt. Bei hartnäckig rezidivierenden Wirbelblockaden, die sich nicht aus einer Beckenfehlstellung oder Beinlängendifferenz erklären lassen, empfiehlt sich gegebenenfalls die internistische Abklärung vom zum Wirbel gehörigen Organgebiet.

Verwandt, aber nicht identisch mit den Dermatomen sind die sog. Head-Zonen. Dies sind Hautareale, die bei Irritation des zugehörigen inneren Organs schmerzempfindlich oder schmerzhaft werden. Sie erstrecken sich über mehrere Dermatome, haben jedoch einen diagnostisch bedeutsamen maximalen Schmerzpunkt.

1.4 Hilfsmittel

Die Verwendung von Geräten in der Dorn-Therapie gibt immer wieder Anlass zu Diskussionen in Therapeutenkreisen. Die einen sind davon überzeugt, dass nur die Arbeit mit den eigenen Händen „authentisch“ oder richtig ist, die anderen schwören auf die Effektivität von geräteunterstütztem Arbeiten.

Die Arbeit mit Geräten schafft Distanz zum Patienten. Je nach Wesensart des Therapeuten und des Patienten kann dies durchaus sinnvoll und gewünscht sein. Wer den direkten Kontakt zum Patienten für wesentlich hält, wird auf die Arbeit mit Geräten meist verzichten. Unsere Erfahrung zeigt, dass die meisten Patienten den körperlichen Kontakt sehr schätzen und sich rasch entspannen, wenn ohne Gerät gearbeitet wird.

> Die Entscheidung für oder gegen geräteunterstütztes Behandeln ist bei jeder Behandlung entsprechend den vorliegenden Umständen erneut zu treffen.

Vor- und Nachteile der Anwendung von Geräten sind demnach genau abzuwägen (s. Tab. **1.1**). Danach ist zu entscheiden, ob und wann Geräte eingesetzt werden.

→ Aus Holz gefertigte Geräte sind nicht sterilisierbar.

1.4.1 Brettchen zum Pendeln

Das Brettchen ermöglicht dem Patienten bei der Behandlung im Stehen das entspannte Pendeln mit dem freien Bein.

Jeder Dorn-Therapeut sollte ein Brettchen verwenden.

Eine Brettchendicke von ca. 5 cm hat sich als ideal erwiesen. Ersatzweise, z. B. beim spontanen Hausbesuch, kann man den Patienten auch auf eine dicke Unterlage, z. B. auf ein Telefonbuch stellen.

1.4.2 Schieber

Der Schieber wird anstatt des Daumens zum Richten der Wirbel verwendet. Die Daumen sind das wichtigste Instrument des Therapeuten: Sie werden sowohl zur Diagnose als auch zur Therapie eingesetzt. Dies beansprucht sie sehr, besonders wenn viele Patienten in Folge behandelt werden.

Der Schieber entlastet den Daumen und beugt so einer Überlastung vor.

Um die Daumen zu entlasten und einer Überbeanspruchung vorzubeugen, ist es hilfreich, den Schieber einzusetzen (s. Abb. **1.3**). Zum Lösen einer Iliosakralgelenkblockade ist beispielsweise oft ein relativ großer Kraftaufwand erforderlich; hier stellt der Schieber sicherlich eine sinnvolle Alternative zur „Handarbeit" dar. Auch wenn mehrere Wirbel übereinander zur gleichen Seite verschoben sind, macht das Richten mit dem Schieber Sinn, nicht zuletzt, weil die größere Auflagefläche des Schiebers gerade bei sehr verspannter Muskulatur weniger schmerzhaft Druck ausübt als die viel kleinere Fläche des Daumens.

Der größeren einsetzbaren Kraft steht jedoch die verringerte Sensibilität gegenüber.

Gerade am Anfang ist es wichtig, zunächst die Daumen zu „schulen", um ein Gefühl für die Behandlung und auch die nötige Kraft zu entwickeln.

Schieber sind in verschiedenen Formen und in unterschiedlichen Materialien erhältlich. Die meisten Schieber werden aus Holz hergestellt.

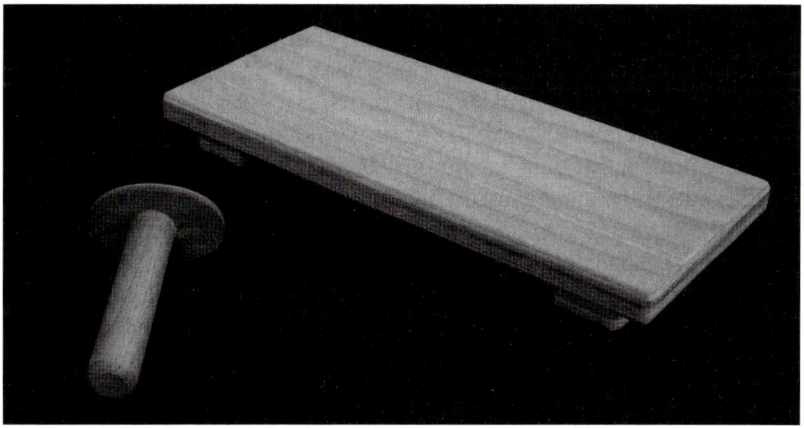

Abb. **1.3** Brettchen zum Pendeln und Schieber.

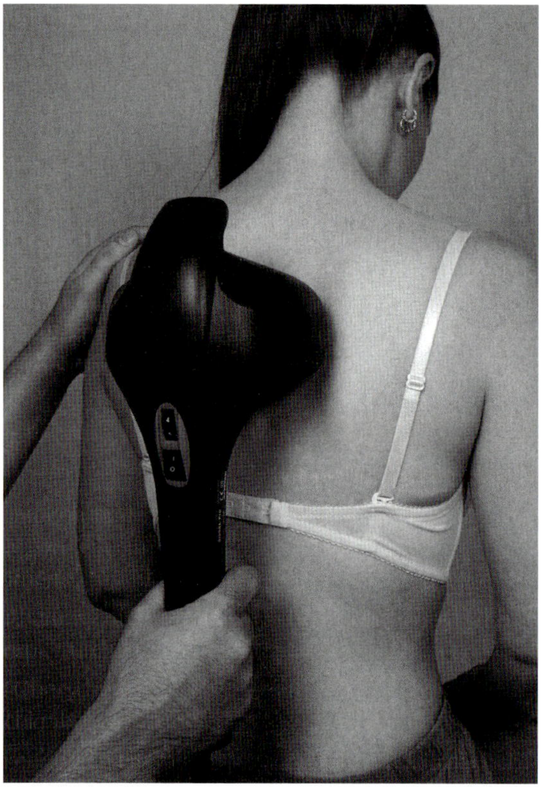

Abb. **1.6** Massagegerät bei der Anwendung.

Tab. **1.1** Geräteübersicht

Gerät	**Vorteile**	**Nachteile**
Brettchen	entspanntes Pendeln	keine
Schieber	Entlastung des Daumens, gute Kraftübertragung, manchmal weniger schmerzhaft für den Patienten	geringere Sensibilität
Standgerät mit Beckenstütze	für den Patienten: sicherer Stand, Entlastung der Handgelenke	Patient fühlt sich nicht „gehalten“, hoher Anschaffungspreis
Dorn-Behandlungsliege mit Stützgriffen	für den Patienten: Entlastung der Handgelenke für den Behandler: Liege und Stützgriffe in einem sparen Platz und Geld	keine
elektrische Massagegeräte	leichteres und schnelleres Arbeiten bei Anwendung vor der Behandlung	teils hoher Anschaffungspreis, geringere Sensibilität

2 Anatomische Grundlagen

Für die Diagnose und Behandlung mit den Methoden der Dorn-Therapie sind grundlegende Kenntnisse der anatomischen Strukturen unverzichtbar. Weiterhin sollte sich jeder Therapeut eingehend mit der funktionellen Anatomie beschäftigen. Erfahrungsgemäß steigert eine gute räumliche Vorstellung der anatomischen Strukturen die Effektivität der Behandlung enorm. Außerdem hilft dieses Wissen zu erkennen, aus welchem Grund ein Behandlungsansatz manchmal nicht erfolgreich ist, so beispielsweise, wenn ein Symptom an anderer Stelle auftritt als die ursächlich wirkende Gelenkblockade.

Aus diesem Grund sind in den folgenden Text Übungen eingebracht, mittels derer der Therapeut seine anatomischen Kenntnisse vertiefen kann.

2.1 Die Wirbelsäule

2.1.1 Struktur

Die Wirbelsäule stellt die vertikale Achse des Körpers dar und bildet den Wirbelkanal für das Rückenmark. Sie besteht aus 33–34 Wirbeln (Vertebrae), den Zwischenwirbelscheiben oder Bandscheiben (Disci intervertebrales) und dem Bandapparat.

Es finden sich sieben Halswirbel (Vertebrae cervicales), zwölf Brustwirbel (Vertebrae thoracales), fünf Lendenwirbel (Vertebrae lumbales), das Kreuzbein (Os sacrum), das aus fünf miteinander verschmolzenen Kreuzbeinwirbeln (Vertebrae sacrales) besteht, und das Steißbein (Os coccygis), das aus vier bis fünf miteinander verschmolzenen Steißbeinwirbeln (Vertebrae coccygeae) hervorgeht.

Von vorn und hinten betrachtet gleicht die gesunde Wirbelsäule einem geraden Stab, bei seitlicher Betrachtung zeigt sich die charakteristische Doppel-S-Form. Diese Form sorgt für eine hohe axiale Druckbelastbarkeit und für optimale „Stoßdämpfung“ des darauf ruhenden Schädels. Seitliche Abweichungen (Skoliosen) werden stets als pathologisch eingestuft. Allerdings gibt es kaum Menschen mit einer einwandfrei symmetrischen Wirbelsäule; minimale beschwerdefreie Skoliosen sind eher die Regel als die Ausnahme.

2.1.2 Aufbau der Wirbel

Abgesehen vom 1. Halswirbel (Atlas, C1) und dem 2. Halswirbel (Axis, C2), haben die Wirbel eine einheitliche Grundform, die gemäß den statischen und dynamischen Erfordernissen des jeweiligen Wirbelsäulen-

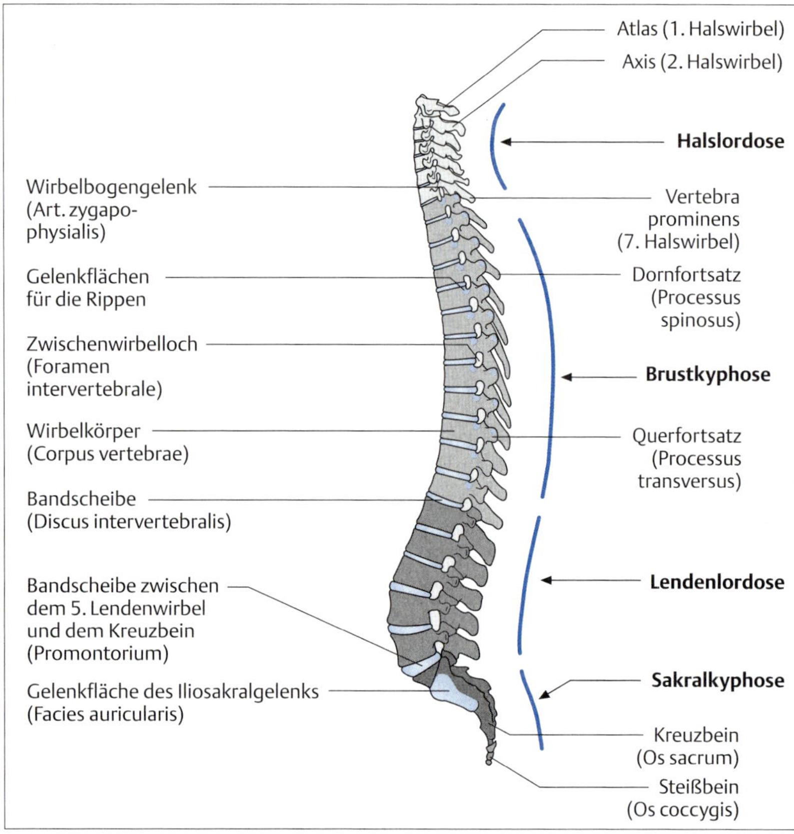

Abb. **2.1** Linke Seitenansicht der Wirbelsäule.

abschnitts angepasst ist. Die Größe und Stabilität der Wirbel nehmen dementsprechend von oben nach unten zu.

Der Wirbelkörper (Corpus vertebrae) gleicht einem nach hinten abgeplatteten Zylinder. An ihn schließt sich dorsal der Wirbelbogen (Arcus vertebrae) an. Aus dem Wirbelbogen gehen die Wirbelgelenkfortsätze (Processus articulares vertebrales), die Querfortsätze (Processus transversi) und der Dornfortsatz (Processus spinosus) hervor. Jeder Wirbel ist über die bindegewebigen Zwischenwirbelscheiben (Disci intervertebrales), die oberen und unteren Wirbelgelenke (Articulationes vertebrales superiores und inferiores) und den Bandapparat mit den benachbarten Wirbeln verbunden. Diese Gegebenheit und die autochthone Rückenmuskulatur sorgen für die hohe Stabilität der Wirbelsäule bei gleichzeitiger Beweglichkeit.

Der Bewegungsradius der einzelnen Wirbelgelenke ist nur gering; die insgesamt große Beweglichkeit der Wirbelsäule entsteht durch die Summe der Einzelbewegungen. Blockaden einzelner Wirbelgelenke

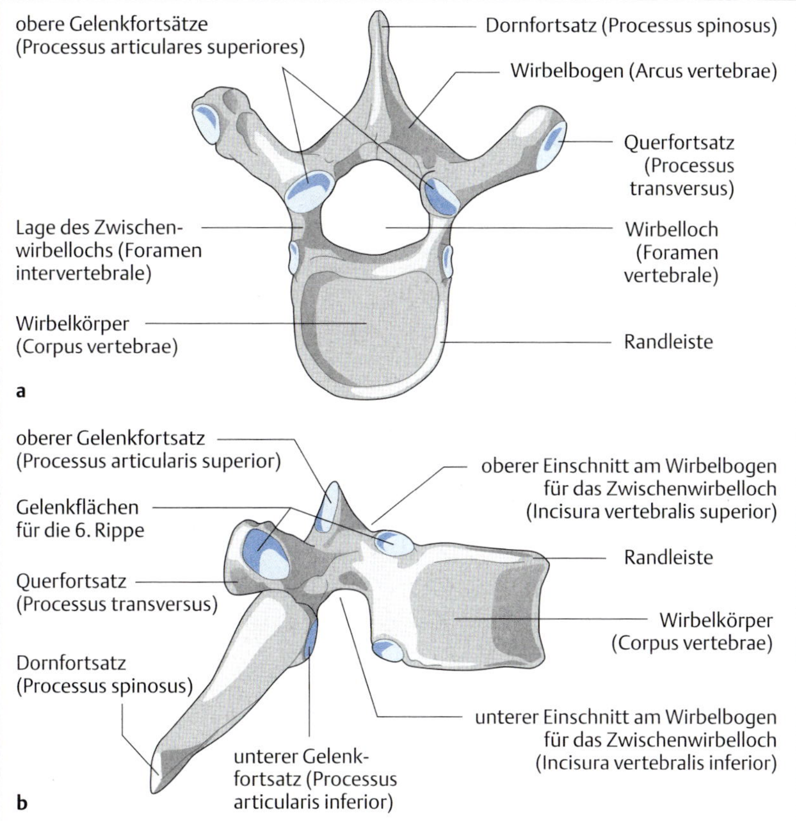

Abb. **2.2** Grundform eines Wirbels am Beispiel des 6. Brustwirbels.

werden durch die benachbarten Strukturen weitgehend neutralisiert, können aber nicht gänzlich kompensiert werden.

Die übereinanderstehenden Wirbellöcher (Foramina vertebralia) bilden zusammen den sog. Wirbelkanal (Canalis vertebralis), der das Rückenmark sicher umschließt und vor Verletzungen schützt. Die Spinalnerven treten durch die Zwischenwirbellöcher (Foramina intervertebralia) aus. Wird der Nerv komprimiert, beispielsweise durch starke Gewalteinwirkung mit Knochenbruch oder durch das Einklemmen zwischen einer geschädigten Bandscheibe und den knöchernen Wirbelstrukturen, treten Lähmungserscheinungen und Parästhesien auf.

2.1.3 Rippengelenke

Die Brustwirbel sind gelenkig mit den Rippen (Costae) verbunden. Die Verbindungen sind, abgesehen von der 10. und 11. Rippe, zweigelenkig. Das Kostovertebralgelenk (Articulatio capitis costae) und das Kostotransversalgelenk (Articulatio costotransversalis) liegen jeweils in einer

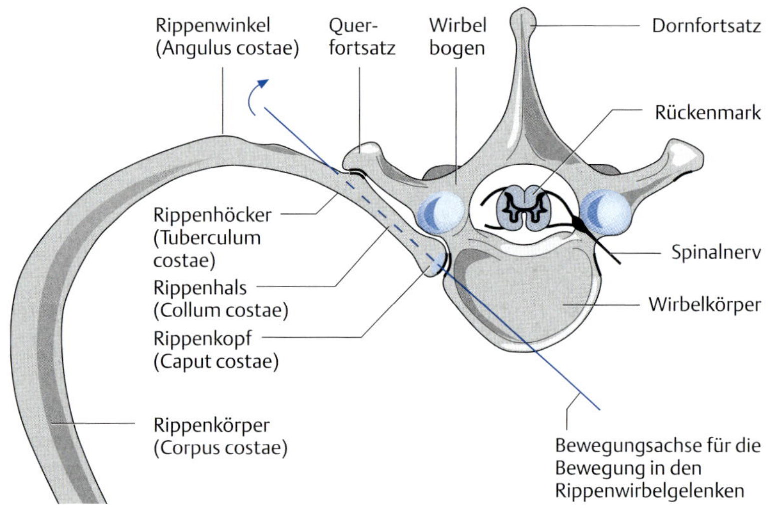

Abb. **2.3** Brustwirbel und Rippenwirbelgelenke (Articulationes costovertebrales) mit einer rechten Rippe; Ansicht von oben.

Bewegungsebene und ermöglichen synchrone Drehbewegungen, deren Ausschlag durch die Gelenkkapseln und die Verbindung der Rippen mit dem Sternum begrenzt wird.

Muskelverspannungen aufgrund von Wirbelblockaden oder Rippengelenkblockaden können das Gefühl eingeschränkter Atmung vermitteln, weil die Rippen sich nicht frei bewegen.

2.1.4 Atlas und Axis

Zusammen mit den Hinterhauptskondylen bilden Atlas (C 1) und Axis (C 2) das obere Kopfgelenk (Articulatio atlantooccipitalis) sowie das untere Kopfgelenk (Articulatio atlantoaxialis). Das Zusammenspiel dieser Gelenke erlaubt Bewegungen in drei Achsen. Obwohl an der Bewegung des Kopfes stets die gesamte Halswirbelsäule beteiligt ist, sind die Bewegungsanteile unterschiedlich auf die Wirbelgelenke verteilt.

Der ringförmige Atlas ist der einzige Wirbel, der keinen Wirbelkörper besitzt. Stattdessen tragen zwei ovale Verdickungen am vorderen Atlasbogen (Massae laterales) die oberen und unteren Gelenkflächen. Die oberen bikonkaven Gelenkflächen (Facies articulares superiores) bilden zusammen mit den bikonvexen Hinterhauptskondylen das obere Kopfgelenk, funktional gesehen ein Kugelgelenk. Die Kopfneigung nach anterior und posterior findet zum größten Teil im oberen Kopfgelenk statt.

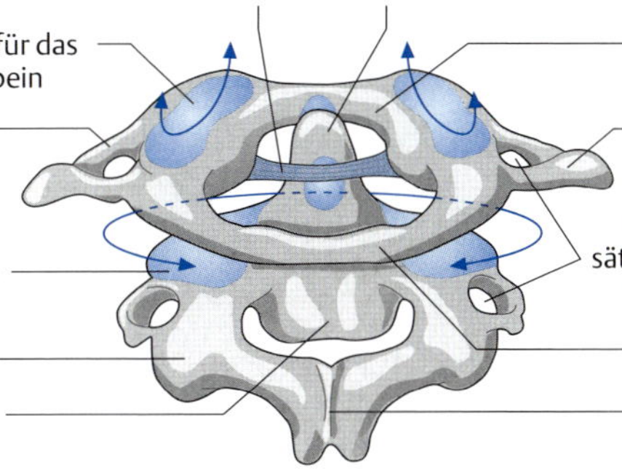

Abb. **2.4** 1. und 2. Halswirbel; Ansicht von posterior.

Aus der Oberseite des Axis-Wirbelkörpers geht der Dens axis hervor, ein zapfenförmiger Knochenvorsprung. Er liegt innen am vorderen Atlasbogen an der Fovea dentis an und wird durch straffe Bänder gesichert. Dieses Gelenk, das untere Kopfgelenk, hat einen wesentlichen Anteil an der Kopfdrehung.

Die Gelenke der beiden ersten Wirbel ermöglichen einen großen Bewegungsumfang, sind aber auch sehr blockadeanfällig.

Übungen zur Anatomie der Wirbelsäule

Visualisierungen

Wichtig sind hier Dornfortsätze und Bandstrukturen.

Schwerpunkt Dornfortsätze:

- Vergleichen Sie die Winkel und Länge der Dornfortsätze der gesamten Wirbelsäule (s. Abb. **2.1**).
- Überlegen Sie, welche Vorteile die jeweilige Größe und Form der Dornfortsätze für die Bewegungsrichtungen Beugung, Streckung, Seitneigung und Drehung hat.

Schwerpunkt Bandstrukturen:

- Finden Sie mithilfe Ihres Anatomiebuchs alle Bandstrukturen, die einen Wirbel mit seinen Nachbarwirbeln verbinden.
- Stellen Sie sich die knöcherne Wirbelsäule mit den Bändern bei den o. g. Bewegungen vor.
- Stellen Sie sich vor, wie die Bandgruppen die Wirbelsäule bei einzelnen Bewegungen unterstützen bzw. hemmen.

Allgemeine Übungen

Sie betreffen die Lage der Wirbel und die Rückenbewegungen.

Lage der Wirbel:

- Ertasten Sie die Lücken zwischen allen Dornfortsätzen der Brust- und Lendenwirbelsäule bei fünf Menschen.
- Zeichnen Sie die oberen und unteren Wirbelgrenzen mit einem Fettstift ein und beschriften Sie alle Wirbel.
- Zählen Sie nach, ob das Ergebnis stimmen kann. Merken Sie sich die Höhe der einzelnen Wirbel.

Erspüren der Rückenbewegungen:

- Ertasten Sie bei sich selbst die Dornfortsätze zweier Brustwirbel und erforschen Sie, was Sie bei den Rückenbewegungen Beugen, Strecken, Drehen, Anspannen und Entspannen spüren.
- Wiederholen Sie das Experiment mit zwei Lendenwirbeln und mit der Muskulatur seitlich der Dornfortsätze.

Auffinden einzelner Wirbel

Für die Behandlung ist die Feststellung, an welchem Wirbel der Therapeut arbeitet, nicht zwingend notwenig, wohl aber für die Dokumentation.

Die Lendenwirbel und die untere Brustwirbelsäule werden in der Regel vom 3. Lendenwirbel aus aufwärts gezählt, die obere Brustwirbelsäule von C 7 aus abwärts.

Th 1–Th 8 haben ungefähr die gleiche Höhe, Th 9–Th 12 sind meist etwas weniger hoch. L 1–L 5 haben die größten Wirbelkörper.

7. Halswirbel

Tasten Sie auf der Mittellinie den Nacken hinab. Der erste spürbare Dornfortsatz ist der von C 6; er verschwindet bei gestrecktem Hals. Der folgende Dornfortsatz gehört zu C 7; er bewegt sich leicht mit, wenn der Patient den Kopf von einer Seite zur anderen dreht. Darunter liegt Th 1, der sich bei der Kopfdrehung nicht mitbewegt.

7. Brustwirbel

Das untere Ende der Schulterblätter liegt bei parallel zum Rumpf liegenden Armen auf der gleichen Höhe wie die Unterkante des 7. Brustwirbels. Die Kante des Schulterblatts findet sich am leichtesten, wenn der Patient seine Hand über den Rücken in Richtung der gegenüberliegenden Hüfte bewegt.

2. Lendenwirbel

Die Unterkante des 2. Lendenwirbels liegt auf einer Höhe mit den Unterkanten der 12. Rippen. Diese finden Sie, indem Sie sich an der

Unterkante der Rippen vom Bauch aus seitwärts tasten. Auf Höhe des Bauchnabels ist in der Flanke das Ende der 11. Rippe zu tasten, weiter hinten und etwas darunter das Ende der 12. Rippe.

→ Tasten Sie mit der flachen Hand, das ist angenehmer für den Patienten.

3. Lendenwirbel

Das Ende des Dornfortsatzes des 3. Lendenwirbels liegt auf Höhe der Oberkante der Beckenschaufeln. Tasten Sie mit der Innenseite der Hand seitlich nach den Oberkanten der Beckenkämme. Wenn Sie diese gefunden haben, strecken Sie die Hände, und spreizen Sie die Daumen auf einer Ebene mit der Hand ab.

→ Die Zwischenräume zwischen den Lendenwirbeln sind besser zu tasten, wenn der Patient sich etwas vorbeugt.
→ Beim liegenden Patienten empfiehlt es sich, ein Kissen unter den Bauch zu legen.

2.2 Das Becken

2.2.1 Aufbau

Das Becken besteht aus den beiden Beckenknochen (Ossa coxae) und dem Kreuzbein (Os sacrum). Alle drei Knochenstrukturen sind durch Band- und Knorpelstrukturen straff miteinander verbunden. Die Beckenknochen bestehen je aus drei im Bereich der Hüftpfanne (Acetabulum) fest miteinander verwachsenen Knochen: Darmbein (Os ilium), Sitzbein (Os ischiadicum) und Schambein (Os pubis).

Über das Kreuzbein wird das Gewicht der oberen Körperhälfte auf den Beckengürtel und von dort über die Hüftgelenke auf die Beine übertragen. Die Iliosakralgelenke (Articulationes sacroiliacae) verbinden das Kreuzbein mit den Darmbeinen, die knorpelige Schambeinfuge (Symphysis) verbindet die Schambeine miteinander. Die knöchernen Anteile des Beckens bilden also einen elastisch-stabilen Ring mit geringem Bewegungsspielraum.

Das männliche und das weibliche Becken unterscheiden sich in Höhe, Breite und Winkelmaßen.

→ Die Wiederherstellung der Beweglichkeit der knöchernen Beckenstrukturen zueinander ist wesentlich für den dauerhaften Erfolg einer Behandlung.
→ Der Unterschied von männlichem und weiblichem Becken ist für die Dorn-Therapie nicht von Bedeutung.

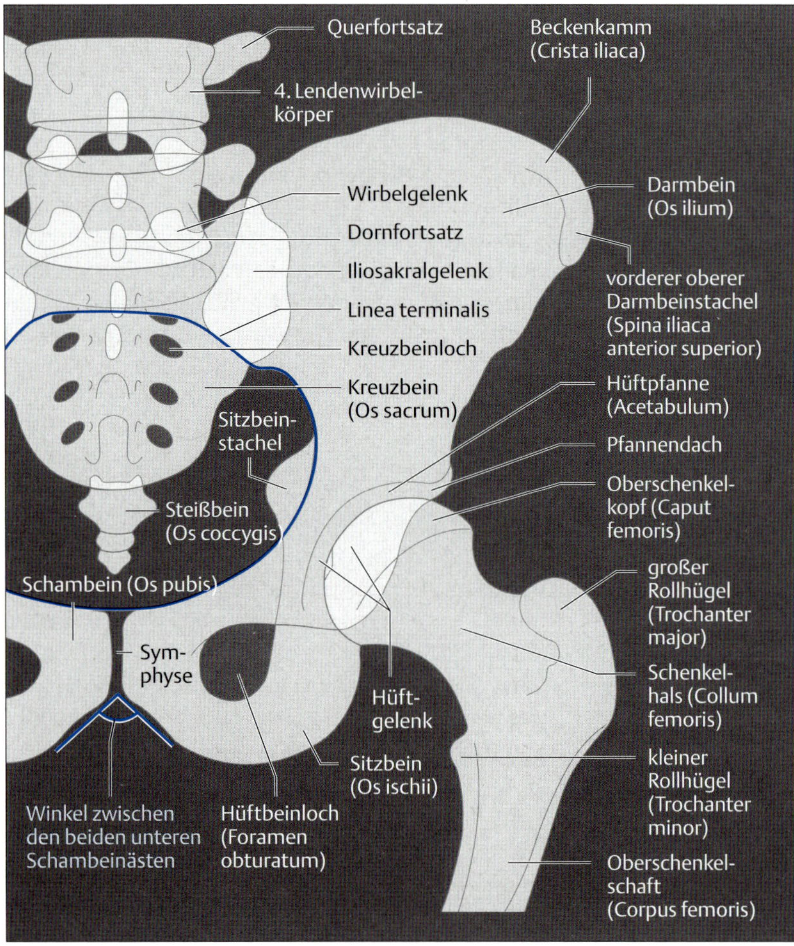

Abb. **2.5** Vereinfachte Durchzeichnung einer Röntgenaufnahme des Beckens und des linken Hüftgelenks (Articulatio coxae); Ansicht von vorne.

2.2.2 Die Iliosakralgelenke

Die Gelenkflächen (Facies auriculares) der Iliosakralgelenke befinden sich auf dem Darmbein nach kaudal, ventral und medial, auf dem Kreuzbein nach kranial, lateral und dorsal gerichtet. Sie sind hornartig gekrümmt und bilden darmbeinseitig einen Längswulst zwischen zwei Einbuchtungen; kreuzbeinseitig finden sich zwei außen liegende Längswulste und eine Einbuchtung, sodass der Vergleich mit einer gebogenen Schiene nahe liegt. Aus der Form dieser „Schiene" und ihrer diagonalen Ausrichtung von kranial-lateral nach kaudal-medial erklären sich die Bewegungen des Kreuzbeins und der Beckenknochen bei Belastung von oben, wie z. B. bei Heben von Lasten oder zur Stoßabfederung: Das Kreuzbein rotiert um einen Mittelpunkt, der außerhalb der Gelenkfläche selbst liegt, sodass das Promontorium nach anterior und kaudal und

Kreuzbeinspitze und Steißbein nach posterior und kranial gedreht werden. Gleichzeitig kippen die Darmbeinschaufeln leicht nach medial, die Sitzbeine verändern den Winkel zueinander, und dadurch vergrößert sich der Abstand zwischen den Sitzbeinhöckern.

Bei freier Beweglichkeit bewegen sich die Beckenschaufeln bei jedem Schritt mit. Der Bewegungsspielraum umfasst nur wenige Millimeter. Straffe Bandapparate, die das Kreuzbein mit den Beckenknochen verbinden, die Ligamenta sacroiliacum dorsalia und ventralia sowie das Ligamentum sacrotuberale, lassen nur wenig Bewegung zu. Dies trifft auch auf das Ligamentum iliolumbale zu, das die Beckenschaufeln mit L4 und L5 verbindet.

Die Keilform des Iliosakralgelenks führt zur Stabilisierung des gesamten Beckengürtels unter Belastung von oben. Die Symphyse lässt zwar kaum Dehnung, aber eine Winkelveränderung der Schambeine zueinander zu.

Radloff unterscheidet zwischen Blockaden aller drei Bewegungsachsen der Iliosakralgelenke. Er räumt aber ein, dass diese häufig kombiniert auftreten und die genaue Diagnose meist nur nachträglich im Hinblick darauf gestellt werden kann, welche Korrekturen zu einer Erweiterung des Bewegungsspielraums und somit zu einem Ausgleich von Beinlängendifferenzen geführt haben (Radloff 2000).

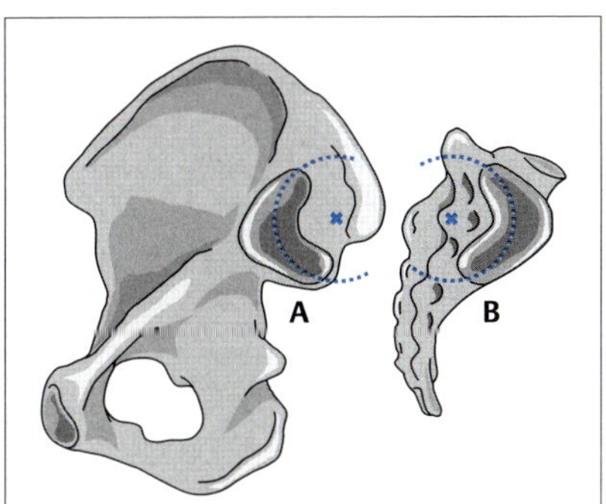

Abb. **2.6** Aufgeklapptes rechtes Iliosakralgelenk.

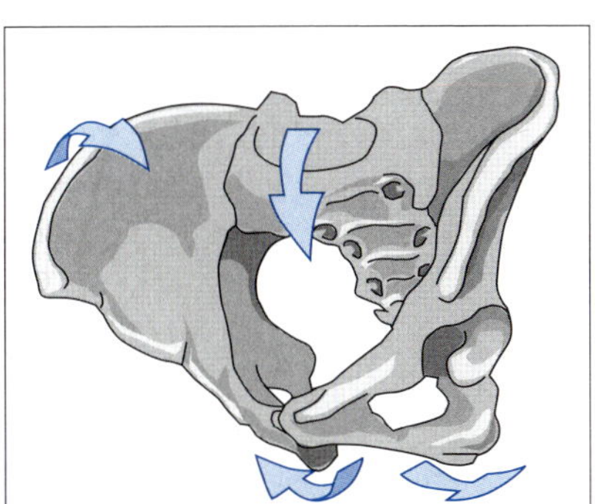

Abb. **2.7** Bewegungen der Beckenknochen bei Belastung; Ansicht von oben.

→ Eine Winkelveränderung von wenigen Graden im Iliosakralgelenk kann aufgrund der Hebellänge zu funktionellen Beinlängendifferenzen von 1 – 3 cm führen.

' Blockaden der Iliosakralgelenke lassen sich durch den Test auf das sog. Vorlaufphänomen (s. S. 78) und durch Schmerzhaftigkeit bei Druck auf die Gelenkspalte feststellen.

Übung zur Anatomie des Beckens

Visualisierung

Bearbeiten Sie folgende Aufgabe:

- Stellen Sie sich die Bewegungen des Kreuzbeins und der Beckenschaufeln bei der Belastung von oben und bei der Entlastung vor, bis Sie alle Bewegungen gleichzeitig visualisieren können.

2.2.3 Das Hüftgelenk

Das Hüftgelenk ist ein Kugelgelenk und verbindet Rumpf und untere Extremität. Die drei knöchernen Anteile des Hüftbeins bestehen aus Darmbein, Sitzbein und Schambein; sie sind an der Bildung der Gelenkpfanne (Acetabulum) beteiligt. Die beckenseitige Gelenkfläche (Facies lunata) ist mondförmig, die Aussparung zeigt nach kaudal. Der knöcherne Anteil der Gelenkpfanne umschließt den kugelförmigen Femurkopf (Caput femoris) annähernd zur Hälfte, die rundum laufende faserknorpelige Gelenklippe (Labrum acetabuli) vergrößert die Kontaktfläche auf

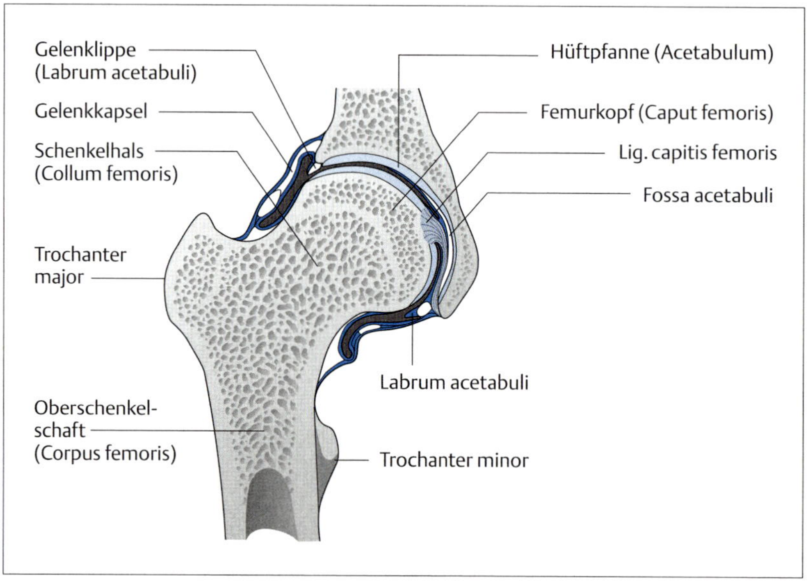

Abb. **2.8** Rechtes Hüftgelenk; Frontalschnitt.

mehr als die Hälfte. Der Gelenkkontakt wird weiterhin durch eine straffe Gelenkkapsel, kräftige Bänder und Muskeln gesichert.

Selbst nach Entfernung all dieser sichernden Strukturen ist es aufgrund des Unterdrucks im Gelenkspalt nur mit extrem großem Kraftaufwand möglich, den Femurkopf durch Zug aus einer intakten Hüftpfanne zu luxieren. Diese Tatsache ist für das Verständnis der sog. Hüftgelenkübung nach Dorn (s. S. 74f.) von Bedeutung.

2.3 Der Schultergürtel

2.3.1 Aufbau

Der Schultergürtel ist im Gegensatz zum Becken nur lose mit dem Achsenskelett verbunden. Drei echte Gelenke und zwei physiologische Gelenke, d. h. bewegliche Anteile, die nicht im anatomischen Sinne Gelenke darstellen, ermöglichen den großen Bewegungsspielraum der Arme und bilden einen Gelenkkomplex.

Das Schlüsselbein (Klavikula) bildet die knöcherne Verbindung des Schulterblatts zum Brustbein (Sternum). Muskelschlingen verbinden das Schulterblatt beweglich mit dem Thorax. Das Schultergelenk (Articulatio humeri) zwischen Oberarmknochen (Femur) und Schulterblatt (Skapula) wird funktional unterstützt durch das sog. akromiale Nebengelenk.

2.3.2 Die Klavikulargelenke

Das Sternoklavikulargelenk (Articulatio sternoclavicularis) ist ein Sattelgelenk mit einem Gelenkdiskus und verbindet das Schlüsselbein mit dem Brustbein. Das Akromioklavikulargelenk (Articulatio acromioclavicularis) zwischen Akromion und Schlüsselbein ist ein planes Gelenk, das hauptsächlich durch Bänder und die sehnigen Anteile der Mm. deltoideus und trapezius gesichert wird. Beide Gelenke des Schlüsselbeins sind recht locker und ermöglichen nicht nur die durch die Gelenkform vorgegebenen Bewegungen, sondern auch die sog. zwangsläufige Mitbewegung mit dem Schulterblatt, eine Drehung des Schlüsselbeins von bis zu 30°.

→ Wiederholt auftretende Beschwerden in Ellbogen und Handgelenk können gut über das Sternoklavikulargelenk behandelt werden, auch wenn es selbst keine Beschwerden verursacht. Behandlung der Schlüsselbeingelenke s. S. 96

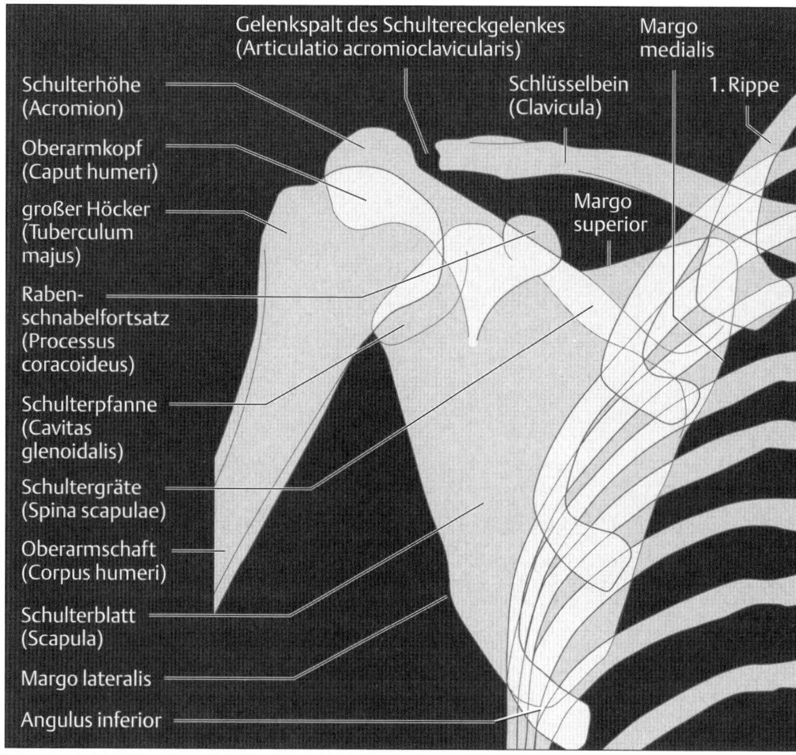

Abb. **2.9** Vereinfachte Durchzeichnung einer Röntgenaufnahme der rechten Schulter; Ansicht von vorn.

2.3.3 Das Schulterblatt

Das Schulterblatt ist ein unregelmäßig geformter flacher dreieckiger Knochen. Eine Knochenleiste (Spina scapulae) auf der oberen Rückseite des Schulterblatts läuft in die Schulterhöhe (Akromion) aus. Zusammen mit dem Ligamentum coracoacromiale bilden Schulterhöhe und der Rabenschnabelfortsatz (Processus coracoideus) das Schulterdach.

Das Schulterblatt erzwingt die Mitbewegung des Schlüsselbeins durch laterale Gleitbewegungen und durch Rotationen. Dies verhindert bei verschiedenen Schulterbewegungen das Anstoßen des Femurs ans Schulterdach und optimiert die muskulären Hebel des Schultergelenks.

2.3.4 Das Schultergelenk

Das Schultergelenk ist ein Kugelgelenk. Die Gelenkfläche des Femurkopfes (Caput femoris) umfasst ca. ein Drittel einer Kugeloberfläche, die Gelenkpfanne des Schulterblatts (Cavitas glenoidalis) trotz der knorpeligen Pfannenlippe (Labrum glenoidale) wesentlich weniger.

Das Gelenk wird vorwiegend muskulär und ligamentär gesichert. Mangelnde knöcherne Sicherung und die schlaffe Gelenkkapsel machen das Schultergelenk relativ luxationsanfällig.

Übungen zur Anatomie des Schultergürtels

Visualisierungen

Bearbeiten Sie folgende Aufgaben:

- Beobachten Sie an einem Bekannten und bei sich selbst, wie das Schulterblatt die folgenden Armbewegungen unterstützt: Heben des Arms vorn bis in die Vertikale, seitliches Heben des Arms in die Vertikale, Berühren der anderen Schulter, Rudern. Auf welche Art bewegt sich das Schlüsselbein jeweils mit?
- Finden Sie mithilfe Ihres Anatomiebuches heraus, welche Muskeln bzw. Muskelgruppen das Schulterblatt in der entspannten Position halten, welche für Heben und Drehen des Schulterblatts zuständig sind und welche das Senken und Zur-Mitte-Führen bewirken. Stellen Sie sich jede der Bewegungen bildlich vor.

2.4 Gelenke der Extremitäten

2.4.1 Gelenke des Ellbogens

Das Ellbogengelenk besteht aus drei Einzelgelenken. Das Gelenk zwischen Elle und Oberarmknochen (Articulatio humeroulnaris) ist ein Scharniergelenk und ermöglicht das Strecken und Beugen des Arms. Das proximale Radioulnargelenk ermöglicht das Drehen des Unterarms und damit der Hand: Die bewegliche Speiche rotiert um die fest stehende Elle. Das Gelenk zwischen Speiche und Oberarmknochen (Humeroradialgelenk) ist ein Kugelgelenk und kann deshalb beide genannten Bewegungen mit ausführen.

Die Kapsel des Ellbogengelenks ist locker und sichert das Gelenk vor allem am Ende der Bewegungen. Da die Funktion des Radiusköpfchens zwingend einen großen Bewegungsspielraum erfordert, subluxiert dieses leicht, besonders wenn Zug auf das Gelenk ausgeübt wird. Eine Blockade des Radiusköpfchens am Ellbogengelenk äußert sich meist durch Schmerzen im Handgelenk und Bewegungseinschränkung bei Streckung und Beugung des Handgelenks.

Übungen zur Anatomie des Ellbogens

Visualisierungen

Bearbeiten Sie folgende Aufgaben:

- Stellen Sie sich die Bewegungen vor, die das Radiusköpfchen bei Beugung, Streckung, Pronation und Supination des Unterarms ausführt.
- Versuchen Sie, die Informationen aus Ihrem Anatomiebuch mit genauer Beobachtung Ihres eigenen Arms bei den verschiedenen Bewegungen zu verbinden.

2.4.2 Proximales Handwurzelgelenk

Das proximale Handwurzelgelenk verbindet die Speiche mit der proximalen Reihe der Handwurzelknochen. Funktionell gesehen ist es ein Eigelenk, das Flexion, Extension, Abduktion und Adduktion ermöglicht. Das Ellbogenköpfchen ist mit dem proximalen Handwurzelgelenk nur indirekt über einen Diskus verbunden und somit anatomisch gesehen nicht direkt an diesem Gelenk beteiligt.

→ Schmerzen im Handgelenk und eingeschränkter Bewegungsumfang beim Strecken und Beugen des Handgelenks werden oft nicht durch eine Störung im Handgelenk selbst, sondern durch eine Blockade des Radiusköpfchens ausgelöst.

2.4.3 Kniegelenk

Die knöchernen Anteile des Kniegelenks bilden Oberschenkelknochen (Femur), Schienbein (Tibia) und Kniescheibe (Patella). Oberschenkelknochen und Schienbein haben keinen direkten Kontakt, da die knorpeligen Menisken dazwischen liegen und den Gelenkspalt ausfüllen und ausgleichen. Die Sicherung des Gelenks erfolgt vorwiegend durch die kräftigen Seiten- und Kreuzbänder und durch den M. quadriceps. Aufgrund seiner Kraft und koordinierten Wirkung kann dieser Bandinsuffizienzen teilweise kompensieren.

Der Oberschenkelknochen und das Schienbein bilden ein Scharnierdrehgelenk. In der gestreckten Stellung ist die Beugung die einzige Bewegungsmöglichkeit. Eine Drehung im Kniegelenk ist nicht möglich. Dies verleiht dem Kniegelenk hohe Stabilität in der Stellung mit der größten bzw. häufigsten Belastung. Im gebeugten Zustand ist außer der Beugung die Drehung des Unterschenkels möglich. Dies erlaubt z. B. das Ein- und Ausdrehen des Fußes beim Gehen.

Die Patella gleitet im sog. Femoropatellargelenk über das distale Ende des Femurs und spielt eine wichtige Rolle bei der Stabilisierung des Kniegelenks. Sie lenkt u. a. die schräg nach kranial-lateral wirkenden Kräfte der Oberschenkelmuskulatur in die Vertikale um.

2.4.4 Gelenke des Fußes

Das obere Sprunggelenk (Articulatio talocruralis) ist ein echtes Scharniergelenk, dessen knöcherne Anteile vom Sprungbein (Talus) und von den distalen Enden von Schien- (Tibia) und Wadenbein (Fibula) gebildet werden. Als echtes Scharniergelenk erlaubt es nur Dorsalflexion und Plantarflexion. Alle anderen Bewegungen des Fußes beruhen auf dem Zusammenspiel der Fußwurzelknochen untereinander.

Stark vereinfacht betrachtet, ist die Gelenkfläche des Talus mit einer waagerecht liegenden Walze vergleichbar, die in der durch Tibia und Fibula gebildeten Aussparung hin- und herdrehen kann. Der von der Fibula gebildete Innenknöchel (Malleolus medialis) und der durch die Tibia gebildete Außenknöchel (Malleolus externus) umfassen das Gelenk wie eine Radnabe. Eine Bandhaft (Syndesmose) verbindet die beiden Unterschenkelknochen am distalen Ende, sodass bereits die knöcherne Gelenksicherung keinen Bewegungsspielraum zulässt. Die weitere Gelenksicherung erfolgt vorwiegend durch Bänder und die Gelenkkapsel.

2.4.5 Zehen- und Fingergelenke

Abgesehen vom Daumengrundgelenk, einem Sattelgelenk, sind alle Finger- und Zehengrundgelenke eingeschränkte Kugelgelenke. Die Mittel- und Endgelenke der Zehen und Finger sind Scharniergelenke. Sie blockieren relativ selten.

2.5 Hinweise zum Kiefergelenk

Das Kiefergelenk ermöglicht Dreh- und Gleitfunktionen. Der Unterkieferkopf (Caput mandibulae) hat keinen direkten Kontakt mit der Gelenkpfanne am Schläfenbein (Fossa mandibularis): Eine Gelenkscheibe (Discus articularis) trennt das Kiefergelenk in zwei vollständig voneinander getrennte Kammern. Beim Gleiten nach anterior werden Kieferköpfchen und Gelenkscheibe auf den Gelenkhöcker (Tuberculum articulare) gezogen.

→ Weiterführende Literatur zu anatomischen Fragen finden Sie auf Seite 162.

3 Pathophysiologische Aspekte

Hinweise zu Gelenkbewegungen

Fast alle Gelenkbewegungen setzen sich aus den beiden Elementen Rollen und Gleiten zusammen:

Bei einer reinen Rollbewegung bewegt sich der eine Gelenkpartner so auf dem anderen fort, dass verschiedene Punkte beider Gelenkflächen im Laufe der Bewegung einmalig miteinander in Kontakt treten, vergleichbar einem Rad, das auf einer Unterlage rollt. Bei einer reinen Gleitbewegung bewegt sich der eine Gelenkpartner parallel zum anderen fort, d. h., dass derselbe Punkt des einen Gelenkpartners mit verschiedenen Punkten des anderen Gelenkpartners in Kontakt tritt.

Bei der kombinierten Roll- und Gleitbewegung bewegt sich der konkave Gelenkpartner um den Mittelpunkt der Gleitfläche des konvexen Gelenkpartners. Während des gesamten Bewegungsablaufs bleibt der Gelenkspalt in etwa parallel. Die Voraussetzungen dafür sind eine intakte Knorpeloberfläche, genügend Synovialflüssigkeit und eine ausreichende Gelenkstabilität, welche die Haftung der Gelenkpartner gewährleistet.

Bei intaktem Gelenkspiel können die Gelenkpartner in geringem Maße passiv parallel zur Bewegungsachse gegeneinander verschoben werden.

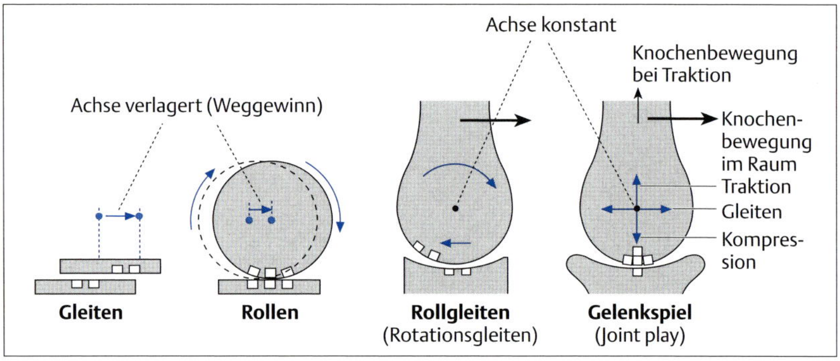

Abb. **3.1** Komponenten der Funktionsbewegungen.

3.1 Wirbel- und Gelenkblockaden aus schulmedizinischer Sicht

Im folgenden Abschnitt wird der Begriff „Blockade“ im Sinne der manuellen Therapien und nicht im Sinne der Dorn-Therapie verwendet (s. S. 6).

Die folgenden Ausführungen fassen im Wesentlichen die von Frisch (1995, 1996) dargelegten Informationen zusammen. Obwohl dessen Blockadetheorie nicht direkt erklärt, aus welchem Grund die Techniken der Dorn-Therapie funktionieren, fördert sie das Verständnis für die Ursachen von Gelenkblockaden – auch im Sinne der Dorn-Therapie – und für gesundheitliche Zusammenhänge mit Bezug auf den Bewegungsapparat.

3.1.1 Das biomechanische Blockadekonzept

Lewit belegte das biomechanische Blockadekonzept, indem er Patienten mit vorher diagnostizierten Blockierungen der Halswirbelsäule untersuchte, während diese wegen einer anderweitig notwendigen Operation in Narkose lagen. Er erkannte, dass die Blockaden auch in tiefster Narkose weiter bestanden, und schloss daraus, dass sie durch mechanische Hindernisse im Wirbelbogengelenk und nicht primär durch muskuläre Verspannungen hervorgerufen wurden. Dass Gelenke ohne eigene Muskulatur (Iliosakralgelenk, Akromioklavikulargelenk und Tibiofibulargelenk) blockieren, sieht er als weiteren Hinweis hierfür (nach Frisch 1996).

Als blockierendes Element werden die Meniskoide angenommen. Diese bindegewebigen Strukturen sind mit der Gelenkkapsel verwachsen und stellen die gleichmäßige Druckverteilung auf den Gelenkknorpel sicher. Normalerweise ragen sie von außen in den Gelenkspalt hinein. Bei einer schnellen Bewegung, die bis ans Ende der Bewegungsbahn führt, kann ein Meniskoid ein Stück weit aus dem Gelenkspalt herausgezogen werden und sich bei der Zurückbewegung zwischen einem Gelenkpartner und der Gelenkkapsel einklemmen.

Da die Gelenkpartner nun dazu neigen, sich beim Rollen zu verkanten statt parallel zu gleiten, schränkt dies die Bewegung bereits mechanisch ein. Der direkte Druck des Meniskoids auf die Gelenkkapsel und die Druckerhöhung aufgrund der unphysiologischen Gelenkbewegung führen zu Nozizeption und reflektiver Erhöhung des Muskeltonus. Der so erhöhte Druck auf die Gelenkpartner schränkt das parallele Gleiten weiter ein. Eine schmerzlose Bewegungseinschränkung ist dann denkbar, wenn der Meniskoid sich an einer Stelle ohne Nozirezeptor verkantet und die Spannung der Gelenkkapsel nicht wesentlich ansteigt.

3.1.2 Befunde

Nur in diesem und im folgenden Abschnitt (Ursachen) wird der Begriff „Blockade“ im Sinne der manuellen Therapien und nicht im Sinne der Dorn-Therapie verwendet (s. a. S. 6).

Folgende Befunde sind von Bedeutung:

- Die Beweglichkeit eines blockierten Gelenks kann am Anfang, in der Mitte oder am Ende der Bewegungsbahn in einer oder in mehreren Richtungen eingeschränkt sein.
- Regelmäßig ist das Gelenkspiel, die passive Verschieblichkeit der Gelenkpartner gegeneinander, eingeschränkt.
- Die zugehörige Muskulatur ist verspannt und lokal druckschmerzhaft. Es finden sich sog. Tender Points.
- Das Bindegewebe über dem Gelenk kann „verquollen“, der Hauttonus verändert sein.
- Die Funktion der segmental zugeordneten Gewebe und Organe kann eingeschränkt oder gestört sein. Dies trifft in besonderem Maße auf Blockaden der Wirbelsäule zu.
- Die Hypomobilität des blockierten Gelenks wird durch die benachbarten Strukturen so weit wie möglich kompensiert. Dies kann Hypermobilität und Überlastungsfolgen nach sich ziehen.

3.1.3 Ursachen

Einige der hier als Ursachen genannten Phänomene können ihrerseits als Folge einer Gelenkblockade auftreten.

Es sind anzuführen:

- Traumen jeder Art zählen zu den häufigsten Ursachen von Gelenkblockaden. Dazu gehören Stürze und Unfälle mit sichtbaren Folgen (Gelenk- und Weichteilverletzungen, verletzungsbedingte Veränderungen der Körperstatik) sowie sog. Bagatell- oder Mikrotraumen, die keine offensichtlichen Strukturverletzungen aufweisen.
- Fehl- und Überbelastungen der Gelenke können Folge von sog. Fehlstereotypien, also Bewegungsgewohnheiten und häufig ausgeführten Bewegungen sein, auf generell unkoordinierte Bewegungen oder auf schnelle, falsch koordinierte Bewegungen zurückgehen.
- Strukturelle Gelenkveränderungen wie Arthritiden, Arthrosen, neoplastische Infiltrationen belasten die direkt betroffenen Gelenke und die kompensierenden Nachbarstrukturen.
- Einklemmung von Kapselgewebe zwischen den Gelenkpartnern.
- Länger dauernde Ruhigstellung von Gelenken (Gipsverband, Schienen, manche Orthesen) führt regelmäßig zu Gelenkblockaden.
- Segmentale Reizung aus anderen Strukturen (innere Organe, Muskulatur, Interstitium) kann reflektorisch zu Gelenkblockaden, vor allem der Wirbelsäule führen.

- Stresssituationen, Schocks und Erschrecken können zu generell erhöhtem Muskeltonus, erhöhter Muskelerregbarkeit oder Spasmen der Muskulatur führen.
- Psychosomatische Ursachen und psychisch bedingte Fehlhaltungen.

3.2 Theorie der Dorn-Therapie

Die Theorie der Dorn-Therapie beinhaltet recht einfache Aussagen, die – wie schon erwähnt – mit Erkenntnissen der modernen Medizin nicht leicht zu vereinbaren sind. Da aber auch mit den wissenschaftlich begründeten Blockadetheorien nicht zufriedenstellend erklärt werden kann, worauf der Erfolg der Dorn-Therapie beruht, liegt die Annahme nahe, dass bei der Behandlung möglicherweise eben nicht die knöchernen Anteile „korrigiert“ werden. Im Hinblick darauf wird im Folgenden auch auf Diagnose- und Behandlungsprinzipien verwiesen.

Die **Diagnoseprinzipien** beruhen auf dem Seitenvergleich der symmetrischen Strukturen und auf Tastbefunden. Die Beinlängen werden nicht gemessen, sondern miteinander verglichen, der Stand der Beckenknochen, der Schulterblätter und der Wirbel erfolgt ebenfalls durch Seitenvergleich. Bei der Behandlung von Armen, Fingern und Zehen sind Tastbefund, Schmerzwahrnehmungen des Patienten und Bewegungseinschränkungen richtungsweisend.

Das **Behandlungsprinzip** lautet: Behandlung erfolgt stets in der Bewegung. Entweder bewegt der Behandler die zu korrigierenden Gelenke selbst während der Behandlung, oder der Patient bewegt einen Arm oder ein Bein bei der Behandlung von Wirbelsäule und Becken.

Nicht korrekturbedürftige Gelenke erfahren durch die Behandlung keine Veränderung. Man kann Gelenke und Wirbel mit diesen Methoden also nicht „kaputt reparieren“.

3.2.1 Bedeutung der Beinlängendifferenz

Untersuchung und Korrektur von unterschiedlichen Beinlängen sind Grundlage jeder Dorn-Therapie.

Laut Dorn werden Beinlängendifferenzen durch Blockaden der Hüft-, Knie- oder oberen Sprunggelenke verursacht. Sie führen zu funktionellem Beckenschiefstand.

3.2.2 Hüftgelenkblockade

Die Hüftgelenkblockade wird nach Dorn dadurch verursacht, dass der Femurkopf aus der Gelenkpfanne „herausrutscht“.

Mit der sog. Hüftgelenkübung (s. S. 74ff.) soll er wieder in die Pfanne zurückgedrückt werden.

Wird das vorher längere Bein durch die Übung kürzer, gilt es als korrigiert und wird rückwirkend als blockiert diagnostiziert. Verändert es sich durch diese Übung nicht, gilt es als nicht blockiert.

Mit der Hüftgelenkübung können Beinlängendifferenzen von 1–3 cm ausgeglichen werden.

Bei der Dorn-Therapie wird zunächst das längere Bein behandelt, ausgehend von der Vermutung, dass ein vergrößerter Gelenkspalt die Beinverlängerung verursacht.

Mit dieser Technik kann nur ein relativ „verlängertes" Bein behandelt werden, das durch eine nach anterior gekippte Beckenhälfte verursacht ist. Für ein relativ „verkürztes" Bein durch eine nach posterior gekippte Beckenhälfte wird eine andere Technik benötigt.

Diskussion

Der Femurkopf kann bei erhaltener Gelenkfunktion nicht aus seiner Gelenkpfanne „herausrutschen". Wird durch einen Unfall das Hüftgelenk ausgerenkt, geht dies mit großen Schmerzen einher und macht es schier unmöglich, das betreffende Bein zu belasten, geschweige denn zu gehen.

Weiterhin sind zum „Vergrößern des Gelenkspalts" Kräfte vonnöten, die weit über das hinausgehen, was im Alltag geschieht. Das Hüftgelenk ist durch Aufbau und umgebende Strukturen eines der am besten gesicherten Gelenke. Die Gelenkpfanne und die knorpelige Pfannenlippe umschließen den kugeligen Femurkopf eng und mehr als zur Hälfte. Dieser wird außerdem von starken Muskeln und Bändern und im Stand durch die Schwerkraft in die Pfanne hineingedrückt. Die dritte Sicherung stellt der Luftdruck dar. Kapandji (2001, Bd. 2, S. 36) beschreibt dies wie folgt:

> Die Gebrüder Weber haben mit ihren Experimenten die Bedeutung des Luftdrucks für den Gelenkschluss nachzuweisen versucht. Durchtrennt man sämtliche, das Hüftbein mit dem Femur verbindenden Weichteile (einschließlich Kapsel), so löst sich der Kopf dennoch nicht aus der Pfanne; es bedarf eines beträchtlichen Kraftaufwandes, um ihn aus der Pfanne zu luxieren. Bohrt man jedoch die Pfanne von innen her an, so gleitet der Kopf unter der Wirkung des Beingewichts aus der Pfanne heraus. Verschließt man die kleine Öffnung wieder und bringt den Kopf erneut in die Pfanne, dann bleibt, wie zu Beginn, der Gelenkschluss erhalten.

Ein plausiblerer Grund für die Beinlängenveränderung ist eine kleine Bewegung im Iliosakralgelenk durch den gleichzeitigen Zug am Oberschenkel und die Streckbewegung. Die Kraft am Oberschenkel überträgt sich durch das stabile Hüftgelenk auf den Beckenknochen. Die Hebelverhältnisse der Beckenschaufeln – und damit der „Aufhängung" des Oberschenkels – können eine Veränderung der Beinlängen im genannten Ausmaß bewirken.

3.2.3 Blockaden der Iliosakralgelenke

Blockaden der Iliosakralgelenke werden auch „Kreuzbeinblockaden" genannt. Das Kreuzbein ist über die Iliosakralgelenke mit beiden Beckenschaufeln straff, aber gelenkig verbunden.

Blockaden der Iliosakralgelenke zeigen sich an durch verminderte Beweglichkeit, feststellbar durch das sog. Vorlaufphänomen (s. S. 78), sowie durch Druckschmerz beim Palpieren des Gelenkspalts und der Dornfortsätze. Die Blockade stellt man sich vor, als sei das Kreuzbein zwischen den Beckenknochen falsch verkantet, ähnlich einer verklemmten Schublade. Blockaden der Iliosakralgelenke führen meistens zu einer Beckenverkippung der Beckenschaufeln nach anterior oder posterior und dadurch zu einer Beinlängendifferenz. (Wenn gleichzeitig eine Beckenhälfte nach anterior und eine nach posterior verkippt ist, spricht man von einer Beckenverwringung.) Nach dem Lösen der Iliosakralgelenkblockaden ist die Beckenverkippung oder -verwringung meist auch ausgeglichen.

Zum Aufheben der Blockade wird das Kreuzbein an der betroffenen Seite von der Beckenschaufel weggedrückt, während der Patient mit dem kontralateralen Bein pendelt. Dadurch wird die physiologische Beweglichkeit wieder hergestellt.

3.2.4 Blockaden von Knie- und Sprunggelenk

Bei Knie- und Sprunggelenk wird ebenfalls ein vergrößerter Gelenkspalt als Ursache der Blockade postuliert.

Bewegungseinschränkungen und Schmerzen können auf eine Blockade im Sinne der Dorn-Therapie hinweisen, sind aber kein sicheres Indiz.

Die Behandlung besteht darin, beide gelenkbildenden Strukturen Richtung Gelenkmitte zu drücken und gleichzeitig das Gelenk „zu öffnen", also zu strecken (s. S. 75). Diese Technik wird auch in der Chiropraktik verwendet, um Bewegungseinschränkungen aufzuheben.

Wie das Hüftgelenk werden auch diese Gelenke rückwirkend als blockiert diagnostiziert, wenn nach der korrigierenden Behandlung eine Veränderung der Beinlänge festgestellt wird.

3.2.5 Blockaden von Ellbogengelenk, Handgelenk, Finger- und Zehengelenken

Auch hier gilt ein vergrößerter Gelenkspalt als Ursache der Blockade. An der oberen Extremität und an Zehen und Fingern gelten Bewegungseinschränkung und Schmerz als Hinweis auf die Behandlungsbedürftigkeit des betreffenden Gelenks und seiner Nachbargelenke.

Das Behandlungsprinzip entspricht dem bei Knie- und Sprunggelenk: Druck auf beide gelenkbildenden Strukturen Richtung Gelenkmitte bei gleichzeitiger Streckung des Gelenks (s. S. 94).

3.2.6 Blockaden der Brust- und Lendenwirbel

Ein Wirbel gilt als blockiert, wenn er nach lateral rotiert („verschoben") erscheint. Der Tastbefund bei der Untersuchung in Form von Druckschmerz oder einer Erhebung seitlich des Dornfortsatzes deutet auf eine Blockade der Facettengelenke hin. Verschiebungen in andere Richtungen, wie dies z. B. beim Gleitwirbel der Fall ist, kommen sehr selten vor und sind mit den Methoden der Dorn-Therapie nicht zu beheben. Bei der Behandlung wird der Wirbel am Dornfortsatz durch Drücken Richtung medial fixiert, während der Patient mit dem kontralateralen Arm oder Bein pendelt (s. S. 83). Dieses Pendeln bringt die Wirbelsäule in eine Torsionsbewegung, die am Wirbel selbst wahrzunehmen ist.

Eine Bewegungsprüfung der behandlungsbedürftigen Wirbel im Sinne der Manuellen Therapie wird nicht durchgeführt. Die bei der Dorn-Therapie aufgewendeten Kräfte sind so gering, dass sie kein Risiko für die Wirbelgelenke darstellen.

3.2.7 Blockaden der Halswirbel

Auch die Wirbel der Halswirbelsäule gelten als blockiert, wenn sie als nach lateral rotiert („verschoben") gefühlt werden.

Der Befund wird hier nicht über die Dornfortsätze erhoben, sondern über gleichzeitiges Tasten beider Querfortsätze in der anatomischen Rinne.

Zur Korrektur wird der weiter nach posterior stehende Querfortsatz nach vorn zurückgeschoben, während der Patient den Kopf in einer Nein-Bewegung hin- und herbewegt.

3.3 Entsprechungen aus Sicht der Traditionellen Chinesischen Medizin (TCM)

Wie die Dorn-Therapie verweist auch die TCM auf ein ganzheitliches Verständnis der Körperreaktionen. Blockierte Wirbel und Gelenke beeinträchtigen unter Umständen die Leitbahnen und somit die Funktion zugehöriger Organe.

Die „Organe" der chinesischen Medizin sind nicht gleichbedeutend mit denen der westlichen Medizin.

Im folgenden Abschnitt werden die Organbezeichnungen im Sinne der chinesischen Medizin verwendet, wo dies nicht anders gekennzeichnet ist. Gleiches gilt für den Begriff „Blut".

3.3.1 Diagnosekonzepte

Die Begriffe „Wirbelblockade" und „Gelenkblockade" werden in der Diagnostik der chinesischen Medizin nicht als solche verwendet. Stattdessen wird eine symptombezogene Diagnose gestellt, unabhängig davon, welches Gelenk betroffen ist.

Im Rahmen der Meridiantherapie korrespondieren die Diagnosen „Qi-Stagnation" oder „Blut-Stase" mit Gelenk- und Wirbelblockaden.

Die Qi-Energie

Qi sorgt für die lebenswichtigen Funktionen im Körper; es ist substanzlos und nur über seine Funktionen beschreibbar. Diese sind im Einzelnen:

- Umwandeln und Verteilen: Qi sorgt für das regelgerechte Funktionieren aller Auf- und Abbauprozesse im Körper und für die Umwandlung von Nahrung in Körpersubstanzen.
- Wärmen: Qi hält die Körpertemperatur aufrecht und sorgt für die richtige Temperaturverteilung.
- Schützen: Qi schützt den Körper vor äußeren Einflüssen wie Wind, Kälte, Hitze und Feuchtigkeit und vor Infektionen.
- Bewegen und Stabilisieren: Qi bewegt das Blut und die Eingeweide. Es hält die Organe an ihrem Platz und das Blut in den Gefäßen.

Qi zirkuliert im Körper durch die Leitbahnen (Meridiane). Diese verlaufen sowohl an der Körperoberfläche als auch tief im Körperinneren und verbinden innere Organe miteinander und mit der Körperoberfläche.

Bei **Qi-Stagnation** finden diese Funktionen nicht oder nur eingeschränkt statt. Lokale Qi-Stagnationen gehen mit Bewegungseinschränkungen, Schmerzen, Kälte- oder Hitzegefühl und veränderter Versorgung des Gewebes einher. Wenn das Qi nicht angemessen fließt, können an verschiedenen Stellen Qi-Fülle, vergleichbar mit einem gestauten Wasserlauf, und Qi-Leere, vergleichbar mit dem Ort hinter einem Staudamm, festgestellt werden.

Qi-Stagnationen im Verlauf einer Leitbahn können mit Symptomen im Leitbahnverlauf, der zugeordneten Organsysteme und der emotionalen Befindlichkeit einhergehen. Eine Kausalität wird dabei nicht postuliert. Vielmehr treten diese Phänomene gleichzeitig auf und beeinflussen sich gegenseitig.

Andere Faktoren, welche die Bewegung von Qi einschränken, sind Kälte, Immobilität auch einzelner Gelenke und Traumen.

Das Wiederherstellen des richtigen Qi-Flusses führt zum Zurückgehen der Symptome und zur Normalisierung der Funktionen.

Blut (Xue)

Blut ist das stoffliche Gegenstück des nichtstofflichen Qi und steht in enger Beziehung zu ihm: Qi bewegt und belebt das Blut, das Blut beherbergt Qi. Auf der stofflichen Ebene sorgt das Blut für die Ernährung der Gewebe.

Der Begriff **Blut-Stase** bezeichnet hier eine – meist lokale – Stockung der Mikrozirkulation und beschreibt nicht die Blut-Stagnation aus der TCM-Syndromlehre.

Schmerzen, die auf Blut-Stase zurückgehen, sind lang anhaltend, bohrend oder stechend. Die Haut über den betroffenen Arealen erscheint dem geschulten Auge leicht gequollen und dunkler als die Umgebung. Mitunter zeigen sich fein verzweigte, dunkelrot oder bläulich schimmernde Venenerweiterungen, ähnlich kleinen Besenreisern.

Als **Faustregel** gilt:
- Jeder länger dauernden Qi-Stagnation folgt Blut-Stase.
- Wenn die Blut-Stase nicht aufgehoben wird, kann auch Qi-Stagnation nicht aufgehoben werden.

3.3.2 Bedeutung der Gelenke

Qi stagniert besonders leicht an Gelenken.

Viele Akupunkturpunkte liegen an den Hand-, Ellbogen-, Fuß- und Kniegelenken. Sie werden häufig verwendet, um Stagnationen in den Leitbahnen aufzuheben und auf die inneren Organe einzuwirken.

In der traditionellen chinesischen Kampfkunst, dem Taijiquan, und der chinesischen Atem- und Bewegungslehre Qigong (s. S. 145) wird besonderer Wert darauf gelegt, die Gelenke mit bestimmten Lockerungsübungen „durchgängig“ für das Qi zu machen. Gelenke, die sich leicht, schmerzlos und ohne Einschränkungen bewegen lassen, lassen das Qi ohne Hindernisse passieren.

Hieraus ergibt sich eine einfache und praktische Strategie gegen kalte Hände und Füße: Wenn man dafür sorgt, dass Hand- und Fußgelenke locker und warm sind, sind Hände und Füße dies in der Regel auch.

3.3.3 Bedeutung der Mittelachse

Auf der Mittellinie, längs der Wirbelsäule, verläuft das Lenkergefäß (Du Mai), auf der Vorderseite mittig die Aufnehmende Leitbahn (Ren Mai). Zusammen bilden sie quasi das „Hauptstromkabel“ des Körpers. Allgemeine Müdigkeit und Leistungsschwäche können von Blockaden dieser beiden Leitbahnen verursacht werden.

Parallel zur Wirbelsäule verläuft die Blasenleitbahn den Rücken hinab, über die Rückseite der Beine; sie endet an den äußeren Nagelecken der kleinen Zehen. Die große Bedeutung der Blasenleitbahn zeigt sich u. a. an den Zustimmungspunkten (Rücken-Shu-Punkte), die etwas lateral der Wirbelsäule auf Höhe der Dornfortsätze liegen. Es finden sich einige Übereinstimmungen bei der Organzuordnung der Rücken-Shu-Punkte mit den Head'schen Zonen.

Das Gürtelgefäß (Dai Mai) zieht oberhalb der Taille gürtelförmig um den Körper herum und verbindet damit alle Leitbahnen, die am Rumpf empor- oder hinabziehen. Energetisches Ungleichgewicht im Gürtelgefäß zeigt sich an Beckenschiefständen und -verwringungen und asymmetrischen Taillenlinien bzw. rechts und links ungleich hoch stehenden Falten bei Übergewichtigen.

Symptome sind Regelstörungen, Lumbalgien und Schwäche der unteren Extremitäten bei guter Kraft im Oberkörper.

Das Gürtelgefäß steht in enger Beziehung mit der Gallenblasen-Leitbahn und wird häufig über diese behandelt. Die Gallenblase regelt u. a. die Spannung des gesamten Körpers, die sich äußerlich im Muskeltonus und innerlich im Blutdruck widerspiegelt. Ein Ungleichgewicht in einem der beiden Partner zieht häufig ein Ungleichgewicht im anderen nach sich.

3.3.4 Zusammenhänge zwischen Wirbelblockaden, Funktionskreisen und ihrer Symptomatik

Es gibt zahlreiche Symptome, die im Zusammenhang mit Wirbelblockaden auftreten. Der Zusammenhang mit dem zugehörigen Nervenversorgungsgebiet bzw. der Head-Zone liegt nahe. Andere Symptome wiederum scheinen nichts mit dem Wirbel zu tun zu haben; bei Betrachtung aus der Sicht der chinesischen Medizin und des Meridiansystems stellt sich allerdings heraus, dass ein Zusammenhang besteht.

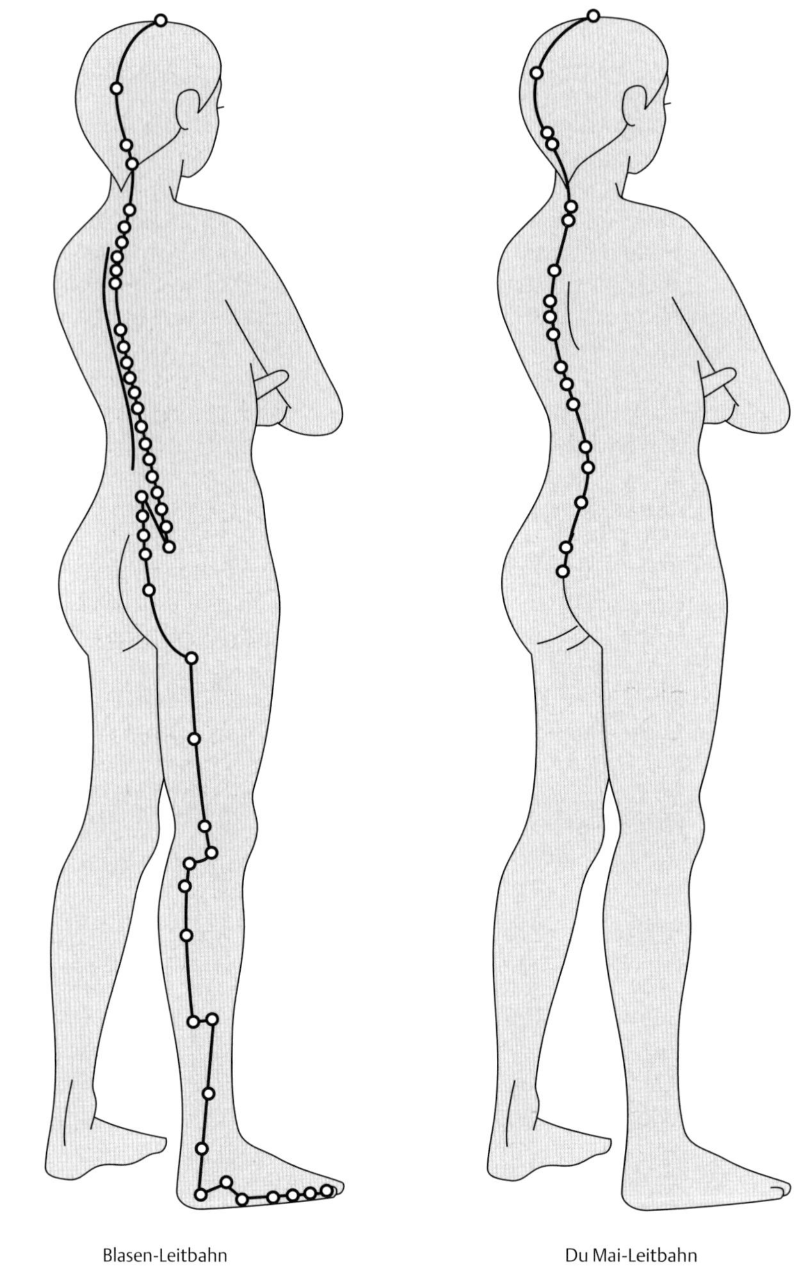

Abb. **3.2** Blasen-Leitbahn und Du Mai-Leitbahn.

Jedes innere Organ und jede Leitbahn hat einen sog. Zustimmungspunkt auf dem inneren Ast der Blasenleitbahn, der beidseitig zwei Fingerbreiten lateral der Dornfortsätze verläuft. Diese Shu-Punkte werden „reaktiv", wenn das zugehörige Organ oder die zugehörige Leitbahn aus dem Gleichgewicht gerät. Reaktivität zeigt sich durch subtile Veränderungen des Gewebes, z. B. durch eine leichte Verquellung, eine spürbare Delle, eine gummiartige Hautoberfläche, die den Finger beim Darübergleiten bremst, oder Druckschmerzhaftigkeit.

Über reaktive Punkte können das zugehörige Organ und die Leitbahn behandelt werden. Im Rahmen der chinesischen Medizin erfolgt die Punktbehandlung mit Akupunkturnadeln, Moxakraut, Magneten oder speziellen Druck- oder Massagetechniken.

Häufig treten Reaktivität der Rücken-Shu-Punkte und eine Wirbelblockade im gleichen Segment gleichzeitig auf. Ist also das Qi an der Wirbelsäule blockiert, ist auch der Qi-Fluss der zugehörigen Leitbahn und des zugehörigen Organs von der Blockade betroffen, und umgekehrt. Aus diesem Grund sollte sich der Behandler die Zusammenhänge zwischen einem Wirbel, dem zugehörigen Organ und der Leitbahn auf der körperlichen, der emotionalen und der mentalen Ebene verdeutlichen. Die hier genannten Stichworte stellen lediglich prägnante, „typische" Beschwerden dar und sind keinesfalls als vollständig zu betrachten.

Die Überschneidung vor allem der mentalen und emotionalen Symptomatik innerhalb einer Wandlungsphase erklärt sich daraus, dass die Funktionskreise innerhalb einer Wandlungsphase in sehr engem Zusammenhang miteinander stehen. Daher sind oft beide, im Falle der Wandlungsphase Feuer vier Funktionskreise gleichzeitig aus dem Gleichgewicht.

3.3.5 Behandlung von Schmerzen des Bewegungsapparats

Schmerzen, vor allem bewegungsabhängige Schmerzen, die entweder punktgenau lokalisiert werden können oder von einem Punkt aus im Leitbahnverlauf ausstrahlen, sind oft durch Behandlung des der Leitbahn zugehörigen Rücken-Shu-Punkts zu beheben. Diese Zusammenhänge können durch die Versorgungsgebiete der Spinalnervenstränge oft nicht erklärt werden. Die Dünndarm-Leitbahn befindet sich z. B. an der Kleinfingerseite des Arms, und der zugehörige Rücken-Shu-Punkt liegt auf Höhe des ersten Sakralforamens.

Fallbeispiel 1

Patientin, 47 Jahre, klagt über Schulterschmerzen beim Schließen des Büstenhalters hinter dem Rücken, die sich durch Behandlung der Hals- und Brustwirbelsäule und der Schulter nicht besserten. Der Schmerzpunkt lag direkt über der Achselfalte auf dem Rücken, am Akupunkturpunkt Dü 9 *(Jian Zhen)*. Bei genauer Untersuchung des blockierten Kreuzbeins zeigte sich Schmerzhaftigkeit auf Höhe von S 1. Nach Korrektur des Kreuzbeins ließen die Schmerzen bei S 1 nach, und die Bewegung der Schulter war sofort erheblich verbessert. Im Laufe der nächsten Tage wurde die Patientin komplett beschwerdefrei, es gab keine Rezidive.

Fallbeispiel 2

Patientin, 36 Jahre, klagt über Schmerzen im Knie bei Kniebeugen oder nach längerem Laufen. Der Schmerzpunkt lag bei Ma 35 (*Du Bi*, auch äußeres Knie-Auge genannt) und besserte sich nicht durch Behandlung der Lendenwirbelsäule, des Beckens und der Knie. Bei genauer Untersuchung von Th 12 fand sich Druckschmerz bei Bl 21 *(Wei Shu)* und eine Blockade von Th 12. Korrektur von Th 12 behob die Druckschmerzhaftigkeit von Bl 21 und die Schmerzen im Knie sofort. Auch bei längerem Laufen sind die Schmerzen später nicht wieder aufgetreten, und die Patientin konnte mit ihrem Training für einen Marathonlauf fortfahren.

Th 3 – Lunge, Wandlungsphase Metall

Vgl. hierzu Tabelle **3.1**

- *Zugeordneter Rücken-Shu-Punkt:* Bl 13, auf Höhe des Dornfortsatzes von Th 3.
- *Innere Symptome:* Lungenprobleme wie Kurzatmigkeit, Husten, Asthma; Aversion gegen Kälte und Zugluft; Fieber; Schwitzen schon bei geringer Anstrengung oder gar kein Schwitzen; Neigung zu Erkältungen; Hautjucken.
- *Mentale und emotionale Symptome:* Trauer; Unfähigkeit zu weinen oder dauerndes Weinen; großes Verlangen nach Perfektion; mangelndes Selbstwertgefühl; Unfähigkeit, Anerkennung anzunehmen.
- *Wirkung der Emotionen auf den Funktionskreis:* In der Ätiologie von Lungenerkrankungen findet sich häufig Trauer, die entweder nicht angemessen ausgedrückt oder nicht überwunden wurde.

Tab. **3.1** Lungen-Leitbahn

Leitbahnverlauf	Symptome bei Blockaden der Leitbahn
Die Lungen-Leitbahn beginnt an der Vorderseite der Schulter,	Schmerzen an Schlüsselbein, Schulterschmerzen
zieht über die Außenseite der Ellenbeuge und die radiale Pulstaststelle	Armschmerzen, Handgelenkbeschwerden
und endet am radialen Daumennagelwinkel.	Schwäche beim Zugreifen, heiße Handflächen

Th 4 – Perikard, Wandlungsphase Feuer

Vgl. hierzu Tabelle **3.2**

- *Zugeordneter Rücken-Shu-Punkt:* Bl 14, auf Höhe des Dornfortsatzes von Th 4.
- *Innere Symptome:* Schlaflosigkeit, Schwindelanfälle. Herzklopfen.
- *Mentale und emotionale Symptome:* siehe Herz. Weiterhin: Schwierigkeiten, eine gesunde Distanz zu emotional belastenden Dingen zu wahren, sich Dinge sofort „zu Herzen" nehmen. Der Herzbeutel stellt eine schützende Hülle für das Herz dar.

Tab. **3.2** Perikard-Leitbahn

Leitbahnverlauf	Symptome bei Blockaden der Leitbahn
Die Perikard-Leitbahn beginnt im 4. Interkostalraum, zieht über die Vorderseite der Schulter und des Oberarms,	steifer Nacken, Schwellungen in der Achselhöhle, Brustschmerzen
die Innenseite des Unterarms entlang,	Unfähigkeit, den Ellbogen oder die Hand zu strecken
durch den Handteller und endet an der Spitze des Mittelfingers.	heiße Handflächen

Th 5 – Herz, Wandlungsphase Feuer

Vgl. hierzu Tabelle **3.3**

- *Zugeordneter Rücken-Shu-Punkt:* Bl 15, auf Höhe des Dornfortsatzes von Th 5.
- *Innere Symptome:* Spannung und Druck auf der Brust, Angina pectoris; Hitzegefühl; Geschwürbildung im Mund; Nachtschweiß.
- *Mentale und emotionale Symptome:* Unruhe, Agitiertheit bis hin zu manischem Verhalten; Ängstlichkeit; Schlaflosigkeit; Gedächtnisstörungen, Schwindel; depressive Verstimmung; plötzlicher Wechsel von Lachen und Weinen.
- *Wirkung der Emotionen auf den Funktionskreis*: Alle Emotionen beeinflussen das Herz, besonders dann, wenn sie als überwältigend erlebt werden.
  Beispiele: Die physische Schmerzsensation in der Herzgegend bei Liebeskummer und Herzklopfen „bis zum Hals" bei großer Aufregung.

Tab. **3.3** Herz-Leitbahn

Leitbahnverlauf	Symptome bei Blockaden der Leitbahn
Die Herz-Leitbahn beginnt in der Mitte der Achselhöhle,	Schmerzen am Schulterblatt
zieht über die Arminnenseite und den Handteller	Schmerzen der Arminnenseite
und endet am radialen Nagelwinkel des kleinen Fingers.	

Th 9 – Leber, Wandlungsphase Holz

Vgl. hierzu Tabelle **3.4**

- *Zugeordneter Rücken-Shu-Punkt:* Bl 18, auf Höhe des Dornfortsatzes von Th 9.
- *Innere Symptome:* Lebererkrankungen, Ikterus; Qi- und Blutstagnation; Dysmenorrhö, PMS; Augenbeschwerden: Schmerzen, Rötung, Jucken, Windempfindlichkeit, verschwommenes Sehen, Tics.
- *Mentale und emotionale Symptome:* Ärgerlichkeit, Reizbarkeit, Wutausbrüche; Unfähigkeit zu planen oder sich an einen Plan zu halten; Depressionen.
- *Wirkung der Emotionen auf den Funktionskreis:* Unterdrückte Emotionen, vor allem unterdrückter Ärger, verursachen auf Dauer eine Vielzahl von Beschwerden.

Tab. **3.4** Leber-Leitbahn

Leitbahnverlauf	Symptome bei Blockaden der Leitbahn
Die Leber-Leitbahn beginnt am lateralen Nagelwinkel des Großzehs, zieht über den Fußrücken,	Hallux
an der Innenseite des Beins hoch,	Muskelkrämpfe
durch die Leiste und über die Vorderseite des Rumpfs.	abdominale Schmerzen, Flankenschmerzen, Hernien, Schmerzen der Genitalien, (einseitige) Hodenschwellung
Sie endet im 6. Interkostalraum, unterhalb der Brustwarze.	

Th 10 – Gallenblase, Wandlungsphase Holz

Vgl. hierzu Tabelle **3.5**

- *Zugeordneter Rücken-Shu-Punkt:* Bl 19, auf Höhe des Dornfortsatzes von Th 10.
- *Innere Symptome:* Leber- und Gallenblasenerkrankungen, Ikterus; abwechselnd Fieber und Frösteln; Migräne; bitterer Mundgeschmack.
- *Mentale und emotionale Symptome:* Ungeduld, Reizbarkeit, nervöse Anspannung; Schüchternheit; Unentschiedenheit; ständiges Zuspätkommen.

- *Wirkung der Emotionen auf den Funktionskreis:* Ärger verschlimmert bestehende Symptome. Bei Gallenblasenbeschwerden kommt „die Galle hoch". Die Emotionen wirken nicht nur auf den Funktionskreis ein, sondern auch direkt auf die Leitbahn. So hat sich beispielsweise eine mit den Verfassern befreundete Sportlerin mehrfach eine Außenbanddehnung am Knöchel im Bereich der Gallenblasen-Leitbahn zugezogen, wenn sie vor dem Training oder vor einem Wettkampf eine Auseinandersetzung hatte.

Tab. **3.5** Gallenblasen-Leitbahn

Leitbahnverlauf	**Symptome bei Blockaden der Leitbahn**
Die Gallenblasen-Leitbahn beginnt am äußeren Augenbrauenrand,	trockene Augen
zieht in Zickzack-Bewegungen über den Kopf, von der Schädelbasis seitlich am Hals hinunter	Ohrenschmerzen, Schläfenkopfschmerz, Kopfschmerzen, die vom Nacken hochziehen
über die Flanken, an der Außenseite des Beins herab, über den Knöchel und endet am äußeren Nagelwinkel des vierten Zehs.	häufiges Seufzen, Flankenschmerzen, Interkostalneuralgien, Knie- und Knöchelschmerzen, instabile Bänder

Th 11 – Milz-Pankreas, Wandlungsphase Erde

Vgl. hierzu Tabelle **3.6**

- *Zugeordneter Rücken-Shu-Punkt:* Bl 20, auf Höhe des Dornfortsatzes von Th 11.
- *Innere Symptome:* Müdigkeit, Benommenheit, Abgeschlagenheit; Verdauungsschwäche: weicher Stuhl, unverdaute Nahrungsreste im Stuhl, Blähungen, Völlegefühl, Appetitlosigkeit, Heißhungerattacken; Organsenkungen, Neigung zu blauen Flecken, Ikterus.
- *Mentale und emotionale Symptome:* Antriebslosigkeit; Grübeln, ständige gedankliche Beschäftigung mit einem Thema; übertriebene Sorge um andere, Essstörungen.
- *Wirkung der Emotionen auf den Funktionskreis:* Bauchschmerzen, Hunger oder Appetitlosigkeit bei Sorgen, Essstörungen; Gesundheitsbeschwerden bei Orts- und Jahreszeitenwechseln.

Tab. **3.6** Milz-Leitbahn

Leitbahnverlauf	**Symptome bei Blockaden der Leitbahn**
Die Milz-Leitbahn beginnt am medialen Nagelwinkel des großen Zehs,	Hallux
zieht an der Innenseite des Fußes und des Schienbeins empor, über die innere Vorderseite des Oberschenkels und	Schwäche der Beine
die Rumpfvorderseite bis zum 2. Interkostalraum und endet unterhalb der Achsel.	Spannungen im Oberbauch, Völlegefühl

Th 12 – Magen, Wandlungsphase Erde

Vgl. hierzu Tabelle **3.7**

- *Zugeordneter Rücken-Shu-Punkt:* Bl 21, auf Höhe des Dornfortsatzes von Th 12.
- *Innere Symptome:* alle Magenbeschwerden: gesteigerter Appetit, Brechreiz, Leibschmerzen, Sodbrennen, laute Darmgeräusche; Mundgeruch, Zahnfleischbluten; Störungen der Motorik, epileptische Krämpfe.
- *Mentale und emotionale Symptome:* Unfähigkeit, neue Gedanken aufzunehmen; Reizüberflutung.
- *Wirkung der Emotionen auf den Funktionskreis:* Appetitlosigkeit bei zu viel geistiger Arbeit oder Sorgen.

Tab. **3.7** Magen-Leitbahn

Leitbahnverlauf	Symptome bei Blockaden der Leitbahn
Die Magen-Leitbahn beginnt unter dem Auge und zieht über die Wange, wo sich ein zweiter Ast, von der Schläfe kommend, anschließt.	Augenschmerzen, Gesichtslähmungen, Nasenbluten
Von hier aus zieht die Leitbahn seitlich am Hals hinab, vorn über den Rumpf, durch die Leiste,	Schwellungen des Halses (auch Struma)
über die Vorderseite des Oberschenkels, an der Außenseite des Schienbeins entlang	kalte Beine
über den Fußrücken und endet am lateralen Nagelwinkel des zweiten Zehs.	schief stehende Knöchel, kalte Füße

L1 – Dreifacher Erwärmer, Wandlungsphase Feuer

Vgl. hierzu Tabelle **3.8**

- *Zugeordneter Rücken-Shu-Punkt:* Bl 22, auf Höhe des Dornfortsatzes von L 1.
- *Innere Symptome:* ungleichmäßige Wärmeverteilung am Körper, kalte Hände und Füße; Beschwerden, die mit Ungleichgewichten zwischen den oberen und unteren Körperteilen in Verbindung stehen, vor allem bezüglich Wasser, d. h. Ödeme, Aszites, Harnverhaltung, Dysurie; Abwehrschwäche.
- *Mentale und emotionale Symptome:* siehe Herz. Weiterhin: Schwierigkeiten mit angemessener sozialer Interaktion, für die Situation zu herzliches, warmes oder zu kühles Verhalten.

Tab. **3.8** Dreifacher-Erwärmer-Leitbahn

Leitbahnverlauf	Symptome bei Blockaden der Leitbahn
Die Leitbahn des Dreifachen Erwärmers beginnt am ulnaren Nagelwinkel des Ringfingers, zieht über den Handrücken, die Außenseite des Arms,	Ellbogenschmerzen
die Oberkante des Schulterblatts, seitlich den Hals empor,	Schmerzen der oberen Schulter
umrundet das Ohr von hinten nach vorne	Taubheit, Ohrenschmerzen, Ausfluss aus dem Ohr
und endet am äußeren Augenbrauenrand.	verschwommenes Sehen, Tics, Kopfschmerzen

L 2 – Niere, Wandlungsphase Wasser

Vgl. hierzu Tabelle **3.9**

- *Zugeordneter Rücken-Shu-Punkt:* Bl 23, auf Höhe des Dornfortsatzes von L 2.
- *Innere Symptome:* Nierenerkrankungen; chronische Müdigkeit, Leistungsschwäche; Erkrankungen von Knochen, Knochenmark und Zähnen; Haarausfall; Gedächtnisschwäche; Demenz; Impotenz, Unfruchtbarkeit, Amenorrhö. Dysmenorrhö; Tinnitus, Schwerhörigkeit, chronische Ohrinfektionen; kalte Füße.
- *Mentale und emotionale Symptome:* Willensschwäche; Ängstlichkeit oder übergroße Risikobereitschaft („Adrenalin-Junkies"); Panikattacken.
- *Wirkung der Emotionen auf den Funktionskreis*: Umstände, welche die eigene Existenz bedrohen, gehen „an die Nieren".

Tab. **3.9** Nieren-Leitbahn

Leitbahnverlauf	Symptome bei Blockaden der Leitbahn
Die Nieren-Leitbahn beginnt unter dem Vorderfuß, zieht zum Innenknöchel und über die Innenseite des Beins,	Schmerzen der Fußsohle, kalte Füße
durch die Leiste und über die Vorderseite des Rumpfs. Sie endet unterhalb des Schlüsselbeins.	„schlechte Haltung", besonders als Folge von Schock oder Dauerstress

L 4 – Dickdarm, Wandlungsphase Metall

Vgl. hierzu Tabelle **3.10**

- *Zugeordneter Rücken-Shu-Punkt:* Bl 25, auf Höhe des Dornfortsatzes von L 4.
- *Innere Symptome:* Erkältungen mit starker Beteiligung des Nasenraums; Verstopfung oder Diarrhö, übel riechende Stühle, entzündeter Anus; Krankheitsanfälligkeit generell.
- *Mentale und emotionale Symptome:* Loslassen oder Anpassen an neue Umstände fällt schwer; Gefühle von Unreinheit, großes Bedürfnis nach Ordnung und Sauberkeit in der Umgebung.

- *Wirkung der Emotionen auf den Funktionskreis:* Das Unbehagen, eine fremde Toilette aufzusuchen, führt zur sog. Reiseverstopfung. Diese Patienten können auch bei starkem Stuhldrang nicht oder nur schwer Stuhl absetzen, wenn die Umgebung nicht peinlich sauber ist oder wenn sie das Gefühl haben, jemand könnte ihre „schmutzigen" Verrichtungen hören oder riechen.

Tab. **3.10** Dickdarm-Leitbahn

Leitbahnverlauf	Symptome bei Blockaden der Leitbahn
Die Dickdarm-Leitbahn beginnt am radialen Nagelwinkel des Zeigefingers, zieht radial über das Handgelenk, die Außenseite der Ellenbeuge, über das Schulterdach zur Rückseite der Schulter, von dort in die Fossa supraclavicularis,	Schmerzen im Leitbahnverlauf
seitlich am Hals empor,	Halsschmerzen
über die Wange	Zahnschmerzen, geschwollenes Zahnfleisch, Zahnfleischbluten
und endet auf der gegenüberliegenden Seite am unteren Ende des Nasenflügels.	verstopfte oder laufende Nase, Nasenbluten, verquollene Augen

S 1 – Dünndarm, Wandlungsphase Feuer

Vgl. hierzu Tabelle **3.11**

- *Zugeordneter Rücken-Shu-Punkt:* Bl 27, auf Höhe von S 1.
- *Innere Symptome:* Unterbauchbeschwerden, Darmgeräusche im Unterbauch, Diarrhö; Aphthen im Mund; Herzklopfen.
- *Mentale und emotionale Symptome*: Geistige Trennung von Wichtigem und Unwichtigem fällt schwer. Weitere Symptome: siehe Herz.
- *Wirkung der Emotionen auf den Funktionskreis:* Nach dem Überwinden von Abgrenzungsschwierigkeiten bessern sich Nahrungsmittelunverträglichkeiten oder -allergien häufig.
  Aufgabe der Dünndarmschleimhaut ist das Aufnehmen von Nährstoffen, nicht aber von schädigenden Substanzen.

Tab. **3.11** Dünndarm-Leitbahn

Leitbahnverlauf	Symptome bei Blockaden der Leitbahn
Die Dünndarm-Leitbahn beginnt am ulnaren Nagelwinkel des kleinen Fingers,	
zieht an der Handkante entlang über die ulnare Seite des Unterarms, die Rückseite des Oberarms,	steifer Ellbogen, Schmerzen am Ellbogen
in einer Zickzackbewegung über das Schulterblatt	
seitlich am Hals empor und endet vor dem Ohr.	steifer Nacken, Nackenschmerzen, Halsschmerzen, Kieferschwellungen, Ohrenbeschwerden, rote Augen

S 2 – Blase, Wandlungsphase Wasser

Vgl. hierzu Tabelle **3.12**

- *Zugeordneter Rücken-Shu-Punkt:* Bl 28, auf Höhe von S 2.
- *Innere Symptome*: Blasenentzündung, Inkontinenz, Polyurie; Ödeme; Rückenschmerzen.
- *Mentale und emotionale Symptome:* Haushalten mit den Kraftreserven fällt schwer, häufig Arbeiten, Lernen oder Feiern bis zum Zusammenbruch.
- *Wirkung der Emotionen auf den Funktionskreis:* Bei großer Angst versagt die Blasenfunktion: „Sich vor Angst in die Hose machen."

Tab. **3.12** Blasen-Leitbahn, Du Mai

Leitbahnverlauf	**Symptome bei Blockaden der Leitbahn**
Die Blasen-Leitbahn beginnt am inneren Augenbrauenrand und zieht über den Kopf	Augenschmerzen, verschwommenes Sehen, Kopfschmerzen, Nasenbluten
in den Nacken.	Nackenschmerzen, steifer Nacken
Am oberen Rücken teilt sie sich in den inneren und äußeren Blasenast, welche parallel zur Wirbelsäule den Rücken hinab	Schmerzen im unteren Rücken, Schwierigkeiten, sich nach vorne zu beugen
über das Gesäß und den hinteren Oberschenkel hinabziehen. In der Kniekehle vereinigen sie sich wieder und ziehen über die Rückseite des Unterschenkels, den Außenknöchel. Die Leitbahn endet am lateralen Nagelwinkel des kleinen Zehs.	Schmerzen auf der Rückseite des Beins

3.3.6 Seelische Ursachen und Begleiterscheinungen bei Wirbel- und Gelenkblockaden

Dass der Körper das emotionale Wohlbefinden beeinflusst, wird kaum jemand bestreiten, der jemals Schmerzen hatte oder sich körperlich unwohl gefühlt hat und deswegen reizbar oder deprimiert war. Umgekehrt beeinflusst unser emotionales Befinden den Körper. Ein frisch Verliebter hat beispielsweise eine ganz andere Körperhaltung als ein deprimierter Mensch oder als jemand, der gerade seinen Ärger hinunterschluckt. Neurobiologische Forschungen zeigen die Zusammenhänge zwischen Gefühlen und der neuronalen und hormonellen Steuerung von Organen. In der hippokratischen und in der chinesischen Medizin werden Emotionen als Krankheitsursachen benannt. Zahlreiche körperorientierte Psychotherapien bauen auf dem sog. Körpergedächtnis auf, um emotionale Probleme dauerhaft zu lösen.

Es gibt zahlreiche Zuordnungen, die Blockaden einzelner Wirbel in einen Zusammenhang mit spezifischen emotionalen, mentalen und psychischen Schwierigkeiten stellen. Wie bei den Symptomzuordnungen der chinesischen Medizin können sich einzelne Aspekte einer energetischen Störung zeigen, müssen es aber nicht.

Wenn sich verspannte Muskeln entspannen oder Wirbelblockaden aufgehoben werden, können sich Patienten möglicherweise an bestimmte Situationen erinnern; manchmal werden sie auch von heftigen Gefühlen überwältigt. Manchmal fängt ein Patient einfach an zu weinen, ohne den Grund dafür nennen zu können. Das braucht weder Sie noch den Patienten zu beunruhigen oder zu genieren. Vermitteln Sie Ihrem Patienten das Gefühl von Sicherheit, und hören Sie ihm zu, wenn er über seine Gefühle oder Erinnerungen sprechen möchte. Wenn es Teil Ihres Behandlungsansatzes ist, können Sie natürlich auch weitergehend mit den Inhalten arbeiten.

3.3.7 Schlussfolgerungen für die Praxis

Will man sich in einer Stadt gut zurechtfinden, muss man sie aus möglichst vielen Blickwinkeln kennen. Dies entspricht dem Umgang mit den Symptomen eines Patienten. Freilich bieten systematisierte und vereinfachte Informationen auf Straßenkarten eine gute Orientierung in einer fremden Stadt, so wie medizinische Modelle die Orientierung in der Landschaft von Symptomen ermöglichen, die ein Patient präsentiert. Allerdings sind sowohl Straßenkarten als auch medizinische Modelle Vereinfachungen der Realität.

In der Praxis präsentieren die Patienten immer wieder Symptome, die in kein Modell passen, die also „weiße Flecken" oder Ungenauigkeiten auf Ihrer Landkarte aufzeigen. Lassen Sie sich davon nicht beunruhigen: Solange Sie die Landkarte – die Theorie – nicht mit dem Territorium – dem Patienten – verwechseln, können Sie sich auch auf unbekanntem Terrain bewegen und dort neue Entdeckungen machen.

Ihre Patienten wollen, dass es ihnen nach der Behandlung besser geht als vorher. Ob Sie der Behandlung eine ausgefeilte Theorie zugrunde gelegt haben oder Ihrer Intuition gefolgt sind, wo die Theorie nicht weitergeholfen hat, ist für den Erfolg der Behandlung sekundär.

4 Indikationen

Übersicht

- Schmerzen des Bewegungsapparates
- Rückenschmerzen
- Skoliosen
- Morbus Scheuermann
- Morbus Bechterew
- Arthrosen
- HWS-Syndrom
- Schulter-Arm-Syndrom
- KISS-Syndrom
- Knieschmerzen
- Herzrhythmusstörungen
- Morbus Menière und andere Schwindelformen
- Kopfschmerzen
- Empfindungsstörungen der Arme und Hände
- Karpaltunnelsyndrom

4.1 Schmerzen des Bewegungsapparats

In Industrienationen zählen Schmerzen am Bewegungsapparat neben Erkältungskrankheiten zu den häufigsten Gründen für Arztbesuche. Als Erstmaßnahme werden meist Schmerzmittel verschrieben. Diese belasten den Organismus zusätzlich zu den eigentlichen Beschwerden, deren Ursache ja dadurch noch immer nicht behoben ist. Schmerzmittel helfen lediglich, den Teufelskreis zwischen Schmerzen, reaktiver Verspannung und daraus resultierender Minderdurchblutung zu durchbrechen.

Die Ursache von Schmerzen des Bewegungsapparats liegt häufig nicht am Ort der Schmerzen selbst, sondern in einer entfernten Struktur. Dementsprechend schaffen Behandlungen am Locus dolendi keine dauerhafte Abhilfe.

Generell sprechen Schmerzen des Bewegungsapparats sehr gut auf die Dorn-Therapie an.

→ Ist nach der dritten Behandlung keine Veränderung des Zustands eingetreten, ist die Methode nicht indiziert. Wechseln Sie dann zu einer anderen Behandlungsmethode, oder helfen Sie dem Patienten bei der Suche nach einem anderen Therapeuten.

4.1.1 Rückenschmerzen

Den größten Anteil der Schmerzen am Bewegungsapparat nehmen Rückenschmerzen ein. 80–90 % der Rückenschmerzen sind unspezifisch,

d. h., dass keine pathophysiologischen Veränderungen gefunden werden können, die die Schmerzen erklären. Nur ca. 10 % gehen auf organische Veränderungen zurück, die sicher diagnostiziert werden können.

Die meisten Rückenschmerzen sind selbstlimitierend, Rezidive treten oft auf. Am häufigsten finden sich Lumbalgien, Ischialgien und das Iliosakralgelenksyndrom.

Bei Lumbalgien, die im Liegen und Stehen besser sind und beim Sitzen und Aufstehen die stärksten Schmerzen verursachen, ist meist der 2. oder der 3. Lendenwirbel blockiert. Die hauptsächlichen Schmerzen geben die Patienten aber im Bereich der unteren Lendenwirbelsäule an.

„Nebenwirkungen" unspezifischer Rückenschmerzen

Zusätzlich zum eigentlichen Schmerz leiden besonders Langzeitpatienten oft darunter, dass das Ausmaß der Schmerzen meist nicht in Korrelation mit den messbaren Veränderungen steht. Kann bei länger bestehenden oder häufig wiederkehrenden Rückenschmerzen keine organische Ursache festgestellt werden, werden Patienten von ihren Angehörigen und mitunter auch ihren Behandlern aufgefordert, sie sollen sich gefälligst zusammenreißen. Aussagen wie „Das ist psychosomatisch" oder „Daran kann man (!) nichts machen, finden Sie sich damit ab" sind nicht nur wenig hilfreich, sondern häufig schlicht falsch.

4.1.2 Skoliosen, Morbus Scheuermann, Morbus Bechterew

Diese Krankheitsbilder sind durch Dorn-Therapie nicht aufzuheben, häufig ist aber Schmerzlinderung möglich.

→ Bei Wirbeln ohne freie Bewegungsrichtung, d. h. Wirbel, die im Bezug zu ihren direkten Nachbarwirbeln nicht passiv verschieblich sind, darf nur ganz vorsichtig behandelt werden, um die Druckschmerzhaftigkeit der Tender Points zu lindern.

4.1.3 Arthrosen

Diese schmerzhaften degenerativen Gelenkerkrankungen gehen mit Entzündungen der Gelenkkapsel und Zerstörung des Knorpels einher und führen zur Bewegungseinschränkung bis hin zur völligen Versteifung der betroffenen Gelenke. Die Ursache der primären Arthrose ist unbekannt, sie tritt im fortgeschrittenen Alter auf. Sekundäre Arthrosen sind Folgeerkrankungen an dauerhaft fehl- oder überbelasteten Gelenken. Typisch für die Arthrose ist der sog. Anlaufschmerz nach längerer Ruhe, der sich bei fortgesetzter leichter Bewegung bessert. Im weiteren Krankheitsverlauf treten Belastungsschmerzen und noch später auch Ruhe- und Dauerschmerzen und manchmal eine Wetterfühligkeit auf. Bei der sog. aktivierten Arthrose, die z.B. als Überlastungsfolge auftritt, zeigen sich Zeichen einer Entzündung mit Schmerzen, Überwärmung und Schwellung der betroffenen Gelenke. Die Behandlung nach Dorn vermindert häufig die Fehlbelastung von Gelenken und somit die Schmerzen.

Cave Von der Behandlung akut schmerzhafter Gelenke ist abzusehen. Auch Patientenübungen sind nur zu verordnen, wenn sie keine weiteren Schmerzen verursachen.

4.1.4 Beschwerden von HWS, Schultergürtel und oberer Extremität

HWS-Syndrome sind meist mit Blockaden der Halswirbelsäule und in den meisten Fällen auch mit Blockaden der Brustwirbelsäule verbunden. Bei Behandlung aller Wirbelsäulenabschnitte und des Beckens lassen sich HWS-Syndrome sehr gut mit der Dorn-Therapie beeinflussen. Bei akuter HWS-Distorsion sollten lokale Füllezustände vor der Behandlung abgebaut werden, um die bestehende Symptomatik nicht zu verschlimmern (s. S. 120).

Handgelenk- und Armschmerzen bessern sich häufig nach der Korrektur von Blockaden der oberen Brustwirbelsäule und der Halswirbelsäule. Schmerzen und Bewegungseinschränkungen im Handgelenk können auch von einem blockierten Radiusköpfchen verursacht werden.

Bei der Behandlung von Schulter-Arm-Syndromen sowie von Zervikalsyndromen ist zu beachten, dass beide Phänomene häufig kombiniert auftreten und demnach kombiniert behandelt werden müssen.

→ Besonders Patienten mit Beschwerden des Schultergürtels und der Halswirbelsäule sind nach Beruf und Hobbys zu befragen: Diese Symptome werden häufig von gewohnheitsmäßigen unphysiologischen Haltungen oder Bewegungen verursacht.

4.1.5 KISS-Syndrom (Kopfgelenkinduzierte Symmetriestörung)

Auslöser bei den meisten Kindern ist eine Blockade der Kopfgelenke, häufig auch der Halswirbel-Facettengelenke bis zum 3. oder 4. HWS-Segment hinunter.

Diese Region ist besonders wichtig für die sensomotorische Entwicklung des Kindes, weshalb es bedeutsam ist, die Kinder so früh wie möglich zu behandeln.

Hinweise auf ein KISS-Syndrom bei Säuglingen:
- einseitiges Liegen
- Skoliose oder Hyperlordose
- fixierte Schiefhaltung eines Teils des Körpers oder des ganzen Körpers

- Herumdrehen nur über eine Seite
- Schlafen bevorzugt auf einer Seite
- Schreikinder

Mögliche Symptome bei älteren Kindern:
- ADS
- Schlafstörungen
- Kopfschmerzen
- Schielen
- Störungen der motorischen Entwicklung oder der Sprachentwicklung

Die häufigsten Ursachen, die in der Anamnese berücksichtigt werden sollten:
- Verwendung von Geburtshilfen (Saugglocke oder Zange)
- Kaiserschnitt
- Querlage
- schwierige Geburt
- Mehrlingsschwangerschaften

> Auch bei Erwachsenen mit chronischen Beschwerden in der Anamnese nach oben genannten Störungen fragen!

Bei Kindern reicht oft eine Behandlung der HWS aus, auch wenn schon weitere Fehlstellungen vorhanden sind. Bei gegebener Indikation wird evtl. noch das Becken mitbehandelt. Bei Kindern ist die Gefahr der Überbehandlung größer als bei Erwachsenen, und die Behandlung von Brust- und Lendenwirbelsäule ist oft nicht nötig. Die Wiederholungsbehandlung sollte frühestens nach 6 Wochen erfolgen.

Praxistipp

Beginnen Sie die Behandlung von KISS-Kindern oben an der Halswirbelsäule, um sofort die Ursache anzugehen. Wenn Sie die Behandlung wie beim Erwachsenen von unten nach oben aufbauen, ist das Kind wahrscheinlich schon am Ende seiner Geduld, wenn Sie an der Halswirbelsäule angekommen sind.

Fallbeispiel 1

Patient: 11 Jahre

Leitsymptom: Konzentrationsstörungen

Weitere Symptome: Im Sportunterricht auffällig wenig Kondition und seltsamer Laufstil

Diagnose nach Dorn

- Beinlängendifferenz 1 cm, linkes Bein länger
- linkes Becken nach anterior verdreht mit Blockade des linken ISG
- Blockade von C 1 und C 2

Therapie

- Lösen der Blockaden von Atlas und Axis im Liegen, Becken nach posterior mit Marienhoff. Der Rest der Wirbelsäule wurde nicht behandelt, da sich dies bei Kindern und Jugendlichen in der Regel von selbst gibt, wenn HWS und Becken gerichtet sind.
- Nach der ersten Behandlung Besserung der Konzentrationsfähigkeit, bessere Kondition, Verbesserung des Gangbildes.
- Nach einem Monat Kontrolle, keine Blockaden mehr.

Fallbeispiel 2

Patientin: 6 Jahre

Leitsymptom: ständig Schmerzen hinter linkem Ohr

Weitere Symptome: leichte Sprachentwicklungsstörungen, etwas später gelaufen und gekrabbelt

Medizinische Diagnostik und Therapie bis dato: Atlas-Blockade von Chiropraktiker behandelt, Logopädie

Diagnose nach Dorn

- Atlas- und Axis-Blockade
- BWK 4 blockiert

Therapie

- Blockaden von Atlas, Axis und BWK 4 gelöst.
- Nach 1. Behandlung keine Schmerzen hinter dem Ohr mehr, Patientin spricht laut Logopädin wesentlich besser auf Therapie an.
- Nach einem Monat Nachkontrolle o. B.

4.1.6 Knieschmerzen

immer

Knieschmerzen sind eine häufige Folge von Beinlängendifferenzen und treten besonders an der medialen Knieseite des längeren Beins auf, da dieses zum Ausgleich beim Gehen leicht ausgedreht wird. Der Körper strebt eine möglichst aufrechte und symmetrische Haltung an. Wenn die Statik dies nicht zulässt, z. B. bei einer funktionellen oder anatomischen Beinlängendifferenz, wird dies weitgehend kompensiert. Fehlbelastungen und Überlastungen der kompensierenden Muskeln und Bänder sind die Folge.

Nach Aufheben der Blockade der Iliosakralgelenke lassen diese Knieschmerzen bald nach, manchmal sogar sofort. Das gereizte oder geschädigte Gewebe braucht allerdings Zeit, um sich zu regenerieren.

Andere Fehlbelastungs- und Überlastungsschmerzen treten seltener auf. Sie sind am ehesten in der Leiste, am Innenknöchel und im Vorfuß lokalisiert.

Am kürzeren Bein treten belastungsbedingte Schmerzen grundsätzlich seltener auf als am längeren Bein. Meist sind sie am Fußrücken oder unter dem vorderen Fußgewölbe lokalisiert. Auch diese Schmerzen lassen durch den Ausgleich der Beinlängendifferenz nach.

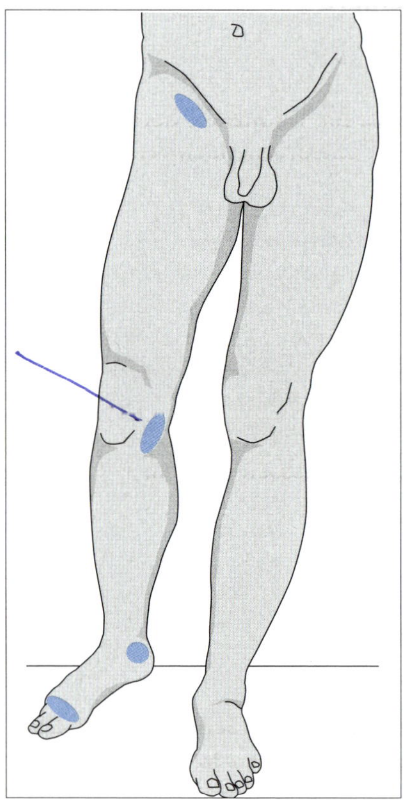

Abb. **4.1** Lokalisation der typischen Schmerzen am anatomisch oder funktionell längeren Bein.

4.2 Weitere Beschwerden

4.2.1 Herzrhythmusstörungen

Herzrhythmusstörungen zählen zu den Beschwerdebildern, die häufig nicht mit der Wirbelsäule in Verbindung gebracht werden. Sie können durch Blockaden der Brustwirbelsäule oder Halswirbelsäule verursacht werden.

Wichtig bei der Behandlung von Patienten mit Arrhythmien ist der Ausschluss von Erkrankungen, die eine schulmedizinische Behandlung zwingend erfordern. Hierzu zählen organische Herzerkrankungen, Hyperthyreose, Intoxikationen, vor allem durch Überdosierung von Antiarrhythmika, Digitalispräparaten, Psychopharmaka, Drogen, Alkohol sowie Entgleisungen des Mineralhaushaltes (Hypo- und Hyperkaliämie).

4.2.2. Morbus Menière

Der Drehschwindel bei Morbus Menière kann durch Blockaden der Halswirbelsäule verursacht werden. Wenn dies der Fall ist, lässt der Schwindel bzw. die Häufigkeit der Schwindelattacken sofort nach der Deblockade der entsprechenden Wirbel nach.

Häufiger als Morbus Menière treten bei Blockaden der Halswirbelsäule andere Schwindelformen auf. Auch diese sprechen in der Regel gut auf die Dorn-Therapie an.

Bei erstmalig auftretendem akutem Schwindel und bei Schwindel, der sich nach der Deblockade der Halswirbel nicht bessert, müssen andere Ursachen, wie zerebrale Durchblutungsstörungen, intrakranielle Blutungen, Schädel-Hirn-Trauma, Meningitis, Labyrinthitis, Herzrhythmusstörungen, ausgeschlossen werden.

Cave Anfallsartig auftretender Schwindel kann ein Hinweis auf zerebrale Durchblutungsstörungen sein.

4.2.3 Kopfschmerzen

Kopfschmerzen werden häufig durch Blockaden der Halswirbelsäule und der oberen Brustwirbelsäule verursacht. Akute Spannungskopfschmerzen lassen meist noch während der Korrektur der Halswirbelsäule deutlich nach. Rezidive vermindern sich sowohl in Häufigkeit als auch Intensität.

Migräne ist ein multifaktorielles Geschehen, welches durch das Richten der Halswirbelsäule meist nicht geheilt, aber immerhin gelindert wird. Die Häufigkeit von Migräneattacken kann meist gesenkt werden, weil *ein* Auslöser der Attacken, der spannungsinduzierte Kopfschmerz, gut auf die Dorn-Therapie anspricht.

4.2.4 Empfindungsstörungen der Arme und Hände

Kribbeln, „Ameisenlaufen“ und Taubheitsgefühle können viele Ursachen haben. Bei Patienten mit diesen Beschwerden finden sich jedoch überdurchschnittlich oft Blockaden des 1. Brustwirbels in Kombination mit Blockaden der Halswirbelsäule.

Um diese Beschwerden positiv zu beeinflussen, sind häufige Behandlungen in relativ kurzen zeitlichen Abständen notwendig.

4.2.5 Das Karpaltunnelsyndrom

Dieses spricht häufig auf die Behandlung der Halswirbelsäule und der oberen Brustwirbelsäule an, sodass manche Patienten nach mehrfacher Behandlung mit der Dorn-Therapie dauerhaft beschwerdefrei sind.

Am besten ist das Karpaltunnelsyndrom zu behandeln, wenn es neu aufgetreten und noch im Akutstadium ist. Bei bereits länger bestehendem Karpaltunnelsyndrom sind gute Erfolge mit der Kombination von Dorn-Therapie und Akupunktur möglich.

Da die Handschmerzen sich nicht sofort nach der Korrektur der blockierten Wirbel bessern, ist anzunehmen, dass die Problematik nicht direkt durch die Wirbelsäulenblockade entsteht, sondern indirekt durch die daraus resultierende schlechtere Versorgung des Gewebes. Werden die betroffenen Strukturen überlastet, kann der Körper die Mikrotraumen nicht ausreichend heilen. Nach den Wirbelkorrekturen verbessern sich die Ver- und Entsorgung und damit die Regenerationsfähigkeit wieder.

5 Kontraindikationen

5.1 Relative Kontraindikationen

Übersicht

Die im Folgenden genannten Gegebenheiten sollten nur dann mit den Mitteln der Dorn-Therapie behandelt werden, wenn die Risiken und die Intensität der Behandlung abgeschätzt werden können und die Behandlungsweise mehr auf Technik als auf Kraftaufwand beruht. Anzuführen sind:

- Schwangerschaft
- Patienten unter Antikoagulationstherapie, Hämophilie
- Osteoporose
- Nicht operationsbedürftige Bandscheibenvorfälle
- Tumoren
- Gleitwirbel

Diese Patienten sind sehr behutsam zu behandeln. Die Behandlung ist sofort zu beenden, wenn sich der Therapeut nicht gänzlich sicher ist, das Richtige zu tun. Im Zweifelsfall sollten andere Methoden genutzt werden, beispielsweise die Breuß-Massage (s. S. 107ff.), oder die Patienten sind zu einem anderen Therapeuten zu überweisen.

5.1.1 Schwangerschaft

Vor allem gegen Ende der Schwangerschaft leiden viele Schwangere unter Verspannungen und Schmerzen im unteren Rücken.

- Bei der Behandlung der Lendenwirbelsäule sollte die Patientin nicht am Bauch, sondern am Becken umfasst werden.
- Hochschwangere Patientinnen dürfen sich nicht auf den Rücken legen (**Cave:** Vena-cava-Kompressionssyndrom) oder auf dem Bauch liegen.

5.1.2 Patienten mit Hämophilie oder unter Antikoagulationstherapie

Diese Patienten sind sehr vorsichtig zu behandeln. Starker Druck auf einzelne Wirbel ist zu vermeiden, da dies zu Hämatombildung führen kann. Dafür sollte der Therapeut häufiger mit dem Daumen über die schmerzhaften Stellen gehen.

5.1.3 Osteoporose

Bei leichten Formen der Osteoporose, wenn die Knochendichte nur gering vermindert ist und keine Knochenbrüche aufgetreten sind, können die Patienten vorsichtig mit Dorn-Therapie behandelt werden. Das Vorgehen entspricht dem bei Patienten unter Antikoagulationstherapie (s. o.).

5.1.4 Nicht operationsbedürftige Bandscheibenvorfälle

Diese können unter Beachtung der gegebenen Vorsichtsmaßnahmen behandelt werden. Sofern kein Notfall wie ein Cauda-equina-Syndrom gegeben ist oder andere schwere neurologische Ausfälle vorliegen, kann mit den Mitteln der Dorn-Therapie und Breuß-Massage (s. S. 107ff.) oft rasch und dauerhaft geholfen werden.

Patienten mit Bandscheibenvorfällen, die starke Schmerzen haben oder nicht selbst stehen können, um z. B. mit dem Bein zu pendeln, sind zunächst nur mit der Breuß-Massage zu behandeln. Nach Dorn kann nur dann behandelt werden, wenn die Schmerzschwelle so weit reduziert ist, dass der Patient den Druck toleriert.

→ Mit von Bandscheibenvorfall betroffenen Patienten muss der Therapeut bei der Behandlung besonders aufmerksam in Kontakt bleiben. Die Behandlung ist sofort zu beenden, falls irgendein neurologisches Symptom auftritt oder sich die Schmerzen verstärken.
→ Bei Verdacht auf einen Bandscheibenvorfall muss eine schulmedizinisch ausgerichtete Abklärung erfolgen.

5.1.5 Tumoren

Hierbei ist eine Behandlung mit der Dorn-Therapie durchführbar. Sie unterstützt die konventionelle Krebstherapie; ausgenommen sind Knochentumoren, Myelome und Knochenmetastasen.

Cave Auf keinen Fall darf der Therapeut an Tumoren selbst oder bei Patienten mit Knochentumoren, Myelomen oder Metastasen an der Wirbelsäule arbeiten.

5.1.6 Gleitwirbel

Hier hilft die Behandlung anderer Wirbel. Die Behandlung des Gleitwirbels selbst macht keinen Sinn.

5.2 Absolute Kontraindikationen

Übersicht

Die Dorn-Therapie hat nur wenige absolute Kontraindikationen. Hierzu zählen
- Frakturen
- Eingeschränkte Schmerzwahrnehmung, Bewusstseinsstörung
- Knochentumoren, Myelome, Metastasen
- Cauda-equina-Syndrom

5.2.1 Frakturen

Gelenke und Knochen mit Frakturen dürfen nicht manipuliert werden. Dazu gehören auch Überlastungsbrüche und Deckplatteneinbrüche an Wirbeln.

5.2.2 Eingeschränkte Schmerzwahrnehmung, Bewusstseinsstörung

Sie finden sich beispielsweise bei Patienten, die starke Schmerzmittel genommen haben. Diese sind nicht zu behandeln, bis die Schmerzmittelwirkung komplett aufgehoben ist. Diese Patienten können kein Feedback geben, wenn der Therapeut zu kräftig arbeitet. Die funktionierende Schmerzwahrnehmung des Patienten ist das Sicherheitsnetz, ohne das die Dorn-Therapie auf keinen Fall anzuwenden ist. Das Gleiche gilt für Patienten mit Bewusstseinsstörungen, sei es aufgrund von Krankheit, Medikamenten-, Alkohol- oder Drogenkonsum.

Cave Bei Zustand nach Nerventod, z. B. nach verheilten Wirbelfrakturen oder Bandscheibenvorfällen, darf der Behandler nicht in den Bereichen ohne Schmerzwahrnehmung arbeiten.

5.2.3 Knochentumoren, Myelome, Metastasen

Bei Patienten mit Knochentumoren, Metastasen oder Myelomen darf der Dorn-Therapeut keinesfalls an der Wirbelsäule arbeiten.

5.2.4 Cauda-equina-Syndrom

Dieses tritt auf, wenn die Cauda equina z. B. durch einen Bandscheibenvorfall geschädigt wird. Symptome des Kauda-Syndroms sind Schmerzen, „Reithosenanästhesie“, d. h. Par- und Anästhesien im Anogenitalbereich und an der Innen- bzw. Rückseite der Oberschenkel, Urin- und Stuhlinkontinenz.

Cave

- → Patienten mit Cauda-equina-Syndrom müssen unverzüglich in eine neurochirurgische Klinik eingeliefert und operiert werden, da bei Bestehen der Symptomatik über mehr als sechs Stunden dauerhafte Schäden zurückbleiben können.
- → Es besteht akute Schockgefahr.

6 Diagnostik

6.1 Abklärung von Rückenschmerzen

Kommen die Patienten nicht mit einer ärztlichen Überweisung zur Behandlung, ist zunächst die Ursache der Beschwerden abzuklären.

6.1.1 Anamnese

In einer gründlichen Anamnese werden Schmerzlokalisation und Bewegungseinschränkungen erfragt, aber auch Appetit, Verdauung, Gewicht, Schlaf, Gemütszustand und Leistungsfähigkeit thematisiert. Weiterhin sind durchgemachte Krankheiten und frühere Beschwerden von Bedeutung.

Es ist sinnvoll, stets nach dem gleichen Muster vorzugehen, um Symptome aufzuspüren, die auf ein schwerwiegenderes Geschehen hinweisen. Bei Vorliegen eines oder mehrerer der in Tabelle **6.1** genannten Symptome ist eine genauere Untersuchung vorzunehmen, gegebenenfalls sind ergänzend bildgebende Diagnostik oder Laboruntersuchungen zu veranlassen.

6.1.2 Untersuchung

Diese wird am bis auf die Unterwäsche entkleideten Patienten durchgeführt.

Inspektion

Der stehende Patient ist von der Seite und von hinten zu betrachten. Dabei ist auf Fehlhaltungen, Wirbelsäulenform und Skoliosen zu achten. Es folgt der Vergleich von Taillendreiecken und der Höhe der Kniegelenk- und Gesäßfalten.

Danach wird der Patient gebeten, sich langsam nach vorn zu beugen, so weit er kann. Der Behandler achtet dabei auf Rippenbuckel, Lendenwülste und Bereiche der Wirbelsäule, die sich nicht oder nur eingeschränkt bewegen.

Schließlich soll sich der nun sitzende Patient langsam zu jeder Seite neigen und anschließend nach beiden Seiten rotieren, so weit es geht. Seitneigung und Drehung sind beim Gesunden harmonisch und seitengleich.

Tab. **6.1** Hinweise auf ernstere Ursachen akuter Rückenschmerzen

Symptom / Zeichen	Hinweis auf:
Missempfindungen (Kribbeln, Stechen, Schmerzen) an den Beinen, neuerlich aufgetretene Urin- oder Stuhlinkontinenz, Reithosenanästhesie	Cauda-equina-Syndrom (Notfall!)
Missempfindungen (Kribbeln, Stechen, Schmerzen) entlang eines Dermatoms	Bandscheibenvorfall, Herpes zoster, Tumoren
Brustschmerzen, Atemnot, Übelkeit oder Kreislaufprobleme, die im Zusammenhang mit den Rückenschmerzen aufgetreten sind	kardiale oder pulmonale Notfälle, z. B. instabile Angina pectoris, Herzinfarkt, Lungenembolie, Pneumothorax
atemabhängige Schmerzen	Rippenbrüche (cave: Pneumothorax), Lungenembolie (Notfall!), Pneumothorax (Notfall!)
kolikartige Rückenschmerzen	Nieren- oder Gallensteine (auf Schockzeichen achten!), Blähungen
Schmerzen im Lendenbereich	Magen-, Gallen-, Bauchspeicheldrüsenerkrankungen, Nierenbeckenentzündung, bei Frauen gynäkologische Erkrankungen (Menstruationsbeschwerden, Endometriose, Erkrankungen der Gebärmutter, extrauterine Schwangerschaft) (auf Schockzeichen achten!)
konstante, bewegungsunabhängige Schmerzen, die sich bei Bettruhe nicht bessern	osteoporotische Knochenbrüche, Tumoren
Rückenschmerzen, die den Patienten morgens aufwachen lassen, Fersenschmerzen	Morbus Bechterew
Entzündungszeichen, unklares Fieber oder unbeabsichtigter Gewichtsverlust, allgemeine Leistungsschwäche, evtl. Kurzatmigkeit	Autoimmungeschehen, rheumatische Erkrankungen, Infektionen, Tumoren
lage- und belastungsabhängige Schmerzen, Stufe von einem Dornfortsatz zu einem anderen	Gleitwirbel
Lasègue-Zeichen positiv	Bandscheibenvorfall, Meningo-Enzephalopathien
Kernig- oder Brudszinski-Zeichen positiv	Meningo-Enzephalopathien
Schober- oder Ott-Zeichen positiv	Morbus Bechterew, Morbus Scheuermann, rheumatische Beschwerden
Augenentzündungen, Gelenkschmerzen und Harnröhrenentzündung in der Anamnese	HLA-B27-assoziierte Geschehen (z. B. Morbus Reiter, Morbus Bechterew)
Verletzungen, die nicht zu den geschilderten Ursachen passen, verschieden alte Hämatome	Gewaltanwendung

Palpation und Perkussion

Der Rücken wird entlang der Wirbelsäule palpiert, wobei auf Muskelverspannungen, Myogelosen und abnorm vorstehende Dornfortsätze zu achten ist. Danach ist die Wirbelsäule selbst zu perkutieren. Bei Wirbelbrüchen, Metastasen oder Knochentuberkulose sind einzelne, betroffene Wirbel klopfschmerzhaft. Diffuser Klopfschmerz von größeren Wirbelsäulenabschnitten kann auf Osteoporose oder multiple Knochenmetastasen hinweisen.

Bei Kopfschmerzen oder Verdacht auf Meningismus kann auch die Schädelkalotte perkutiert werden.

6.2 Hinweise zu häufig mit Rückenschmerzen verbundenen Krankheitsbildern

6.2.1 HWS-Syndrom und zervikaler Bandscheibenvorfall

Beim HWS-Syndrom bestehen Schmerzen im Nacken, die in den Hinterkopf und bis in die Schultern und Arme ausstrahlen können. Die Bewegung in eine oder mehrere Richtungen ist eingeschränkt, der Patient nimmt oft eine Schonhaltung ein, die auch asymmetrisch sein kann. Schmerzausstrahlung oder Missempfindungen (Stechen, Kribbeln, Taubheitsgefühle) entlang eines Dermatoms und Schwäche der Hand beim Greifen können Hinweis auf eine Nervenwurzelkompression sein.

Die häufigsten Ursachen für das HWS-Syndrom sind funktionelle Störungen durch Fehl- oder Überlastungen und degenerative Erkrankungen an Wirbeln, Wirbelgelenken oder Bandscheiben.

Bandscheibenvorfälle im Bereich der Halswirbelsäule kommen nicht so selten vor, wie allgemein angenommen, werden aber häufig aufgrund der milden Symptomatik nicht diagnostiziert. Die Symptomatik ist analog zum Bandscheibenvorfall der Lendenwirbelsäule (s. u.).

Differenzialdiagnosen: Migräne, Durchblutungsstörungen der A. vertebralis, Blutdruckschwankungen, Hirnhautentzündungen, Tortikollis, Schulter-Arm-Syndrom, Karpaltunnelsyndrom, Epikondylitis, Morbus Bechterew, osteoporotische Frakturen, Knochenerkrankungen und Entzündungen.

6.2.2 BWS-Syndrom

Die Schmerzen beim BWS-Syndrom bleiben meist lokalisiert. Ursachen sind meist chronische Fehlhaltungen und muskuläres Ungleichgewicht. Mitunter klagen die Patienten über bei körperlicher Belastung zunehmende, atemabhängige Schmerzen. Diese können von Blockaden der Brustwirbel und/oder der Rippengelenke verursacht werden.

Torticollis – Schiefhals = akute Blockierung d. Nackens

Bandscheibenvorfälle kommen in diesem Wirbelsäulenabschnitt extrem selten vor. Deshalb sollte der Behandler bei Schmerzausstrahlung oder Missempfindungen entlang eines Dermatoms der Brustwirbelsäule nach einer durchgemachten Windpockeninfektion fragen, da es sich um eine Gürtelrose (Herpes zoster) handeln könnte. Ist dies unwahrscheinlich und liegen obendrein lageunabhängige Dauerschmerzen vor, die sich durch Ruhe nicht bessern, ist der Patient umgehend zu einem Arzt zu überweisen, um eine Tumorerkrankung auszuschließen.

Weitere Differenzialdiagnosen: Morbus Bechterew, Morbus Scheuermann, osteoporotische Frakturen, Spondylodiszitis.

6.2.3 LWS-Syndrom und lumbaler Bandscheibenvorfall

Das LWS-Syndrom findet sich als lokales LWS-Syndrom oder Lumbalgie („Kreuzschmerzen"), als pseudoradikuläres Syndrom, von Patienten häufig fälschlich „Ischias" genannt, und als radikuläres LWS-Syndrom, dem – meist durch Bandscheibenvorfall oder -vorwölbung verursacht – eine mechanische Reizung und evtl. Kompression der Spinalnervenwurzeln zugrunde liegt.

Beim **lokalen LWS-Syndrom** bestehen Muskelhartspann neben der Wirbelsäule und Schmerzen, die nicht in Bein oder Gesäß, aber mitunter gürtelförmig über die Flanke nach vorn ausstrahlen. Die Patienten beugen den Rumpf im Rahmen einer Schonhaltung oft etwas vor, aber nicht zu einer Seite.

Beim **pseudoradikulären LWS-Syndrom** bestehen lumbale Rückenschmerzen mit diffuser Ausstrahlung in Gesäß, Leiste und/oder in ein oder beide Beine. Die Schmerzausstrahlung ist dermatomübergreifend. Es bestehen keine Reflexausfälle, Nervendehnungsschmerzen, Missempfindungen oder Lähmungen. *Differenzialdiagnostisch* kommen bei dieser Symptomatik außer den oben genannten Erkrankungen noch Erkrankungen der Prostata, Koxarthrose und Gonarthrose infrage.

Die häufigste Ursache des **radikulären LWS-Syndroms** ist Bandscheibengewebe, das entweder in die Zwischenwirbellöcher oder in den Wirbelkanal protrudiert (Bandscheibenvorwölbung) oder prolabiert (Bandscheibenvorfall). Auslöser ist in den meisten Fällen eine Über- oder Fehlbelastung durch ruckartiges oder schweres Heben mit gebeugtem oder verdrehtem Rumpf.

Symptome sind:

- akute, starke Rückenschmerzen, die in das Versorgungsgebiet der betroffenen Nervenwurzel ausstrahlen und sich beim Niesen, Husten und Pressen verstärken
- eingeschränkte Wirbelsäulenbeweglichkeit, oft asymmetrische Schonhaltung, Klopfschmerz der Wirbelsäule

- Empfindungsstörungen wie Taubheitsgefühle, aber auch stechende Schmerzen, Kribbeln oder Ameisenlaufen, entlang des Dermatoms der betroffenen Nervenwurzel
- Nervendehnungsschmerzen
- Reflexausfälle
- Lähmung von sog. Kennmuskeln

Auf einen Bandscheibenvorfall verweisen:
- fehlender Patellar- und Achillessehnenreflex
- positives Lasègue-Zeichen
- Unfähigkeit, in den Fersen- oder Zehenstand zu gehen
- Cauda-equina-Syndrom

Bei zentralem dorsalem Bandscheibenvorfall mit Schädigung der Cauda equina zeigen sich Blasen- und Mastdarmlähmung (Urin- und Stuhlinkontinenz) und die sog. Reithosenanästhesie. Patienten mit dieser Symptomatik müssen unverzüglich in eine neurochirurgische Klinik eingeliefert und operiert werden, um bleibende Schäden zu vermeiden. Diese können bereits nach sechs Stunden bestehender Symptomatik auftreten.

Differenzialdiagnostisch empfiehlt sich bei diffusen Rückenschmerzen im Lendenwirbelbereich ein Urinschnelltest, um Nierenerkrankungen unkompliziert auszuschließen.

Eine schulmedizinische Abklärung von LWS-Beschwerden sollte in jedem Fall vorgenommen werden bei:
- unklaren Schmerzen
- neurologischen Symptomen
- malignen Tumoren in der Krankheitsgeschichte
- Kindern und sehr alten Patienten
- Verdacht auf Osteoporose
- Verdacht auf eine internistische, gynäkologische, immunologische oder rheumatische Krankheitsursache

6.2.4 Osteoporose

Osteoporose ist eine generalisierte Knochenerkrankung, bei der aufgrund des Abnehmens der Knochenmasse das Risiko steigt, einen Knochenbruch zu erleiden.

Die **primäre Osteoporose** tritt vorwiegend bei Frauen nach der Menopause und bei Patienten über 70 Jahren auf. Ihre Ursachen sind nicht genau bekannt.

Die **sekundäre Osteoporose** ist insgesamt seltener, findet sich aber bei Männern häufiger als bei Frauen.

Verursachende Krankheiten sind:
- Krankheiten, die langfristig mit Glukokortikoiden behandelt werden,
- Diabetes mellitus
- Hyperthyreose
- Alkoholismus
- Tumoren

Risikofaktoren sind:
- Genussgifte wie Nikotin, Koffein, Alkohol
- Mangel- und Fehlernährung mit insgesamt zu niedriger Kalorienzufuhr oder vermehrtem Konsum von süßen Limonaden
- Bewegungsmangel
- Östrogenmangel
- Malabsorptionssyndrom

Die meisten Patienten sind beschwerdefrei, bis sie durch ein normalerweise als gering eingestuftes Trauma eine Knochenfraktur erleiden. Typische Frakturen sind Oberschenkelhalsbruch und Wirbelkörper- oder -deckplatteneinbrüche. Diese führen entweder zum sog. Witwenbuckel oder zu einer Verminderung der Körpergröße mit proportional zum Rumpf zu langen Armen sowie zum sog. Tannenbaumeffekt, der Bildung symmetrischer Querfalten am Rumpf.

6.2.5 Morbus Scheuermann

Der Morbus Scheuermann ist eine Reifestörung ungeklärter Ursache, die zu Grund- und Deckplatteneinbrüchen der Brustwirbelkörper führt und damit zu einer fixierten Kyphose der Brustwirbelsäule. Meist erkranken Jungen in der Pubertät. Nur ein Drittel der betroffenen Patienten hat Beschwerden. Die Diagnose wird durch Röntgenaufnahmen gesichert.

6.2.6 Erkrankungen des rheumatischen Formenkreises

Zahlreiche Erkrankungen des rheumatischen Formenkreises führen zu Gelenkschmerzen und Einschränkungen der Beweglichkeit. Erkrankungen mit vorwiegender Wirbelsäulenbeteiligung sind Morbus Bechterew (Spondylitis ankylosans) und Morbus Reiter. Sogenannte reaktive Arthritiden, die nach bestimmten Infektionskrankheiten auftreten können, und die Psoriasis-Arthritis befallen häufig die Iliosakralgelenke.

Der Morbus Bechterew tritt meist im Alter von 16–40 Jahren auf und betrifft mehr Männer als Frauen. Morgendlicher Rückenschmerz mit Steifheit, die sich bei Bewegung bessert, stellt eines der Leitsymptome dar, das allerdings nicht zu Beginn der Erkrankung auftreten muss.

Andere Symptome, die auf einen Morbus Bechterew verweisen:
- Steifigkeit des Nackens, der Wirbelsäule und des Brustkorbs
- Positives Schober- oder Ott-Zeichen

- Entzündungszeichen an anderen Gelenken
- Schmerzen in Wirbelsäule, Thorax und Gesäß beim Husten, Niesen und Pressen
- Klopfschmerzhaftigkeit der Wirbel
- Augenentzündungen (Konjunktivitis oder Iridozyklitis)
- Sehnenansatzentzündungen, Fersenschmerzen

Beim Morbus Reiter und bei vielen reaktiven Arthritiden tritt die sog. Reiter-Trias auf, eine Kombination von Arthritiden, Urethritis und Konjunktivitis. Anamnestisch findet sich eine vor kurzer Zeit durchgemachte, meist bakterielle Infektionskrankheit.

Bei Verdacht auf eine Erkrankung des rheumatischen Formenkreises muss eine schulmedizinisch ausgerichtete Abklärung erfolgen.

6.3 Wichtige Tests und Zeichen

Folgende Parameter sind anzuführen:

- *Positives Kernig-Zeichen:* Es verweist auf Reizung der Meningen. Streckung des im Hüftgelenk 90° angewinkelten Beins (im Liegen oder im Sitzen) ist aufgrund der Schmerzen nicht möglich.
- *Positives Brudzinski-Nackenzeichen*: Dieses verweist auf Reizung der Meningen.
  Die passive Kopfbeugung führt zum reflektorischen Anziehen der Beine in den Hüft- und Kniegelenken.
- *Lasègue-Zeichen:* Es kann sowohl bei meningealer Reizung als auch bei Bandscheibenvorfall positiv sein.
  Anheben des gestreckten Beins beim liegenden Patienten führt zu Schmerzen in Bein, Gesäß oder Kreuz, bevor die Beugung 90° erreicht hat.
- *Ott-Zeichen:* Hiermit wird die Beweglichkeit der Brustwirbelsäule geprüft.
  Die Strecke vom 7. Halswirbel zu einer Stelle, die beim stehenden Patienten 30 cm kaudal liegt, verlängert sich bei maximaler Rumpfbeugung auf 34–36 cm. Das Ott-Zeichen ist positiv, wenn diese Strecke sich weniger als 4 cm verlängert. Ein positives Ott-Zeichen kann ein Hinweis auf eine rheumatische Erkrankung, z. B. Morbus Bechterew, sein.
- *Schober-Zeichen:* Geprüft wird die Beweglichkeit der Lendenwirbelsäule.
  Die Strecke vom 1. Sakralwirbel bis zu einer Stelle, die beim stehenden Patienten 10 cm kranial liegt, verlängert sich bei maximaler Rumpfbeugung auf 14–16 cm. Das Schober-Zeichen ist positiv, wenn diese Strecke sich um weniger als 4 cm verlängert. Ein positives Schober-Zeichen kann ein Hinweis auf eine rheumatische Erkrankung, z. B. Morbus Bechterew, sein.

6.4 Differenzialdiagnose verschiedener Schmerzbilder (Übersicht)

Rückenschmerzen finden sich bei

- Lungenkrankheiten: Pneumothorax, Lungenembolien, Pneumonie, Tuberkulose, Pleuritis, Lungen-Ca
- Herzerkrankungen: KHK, Angina pectoris, Herzinfarkt, Karditiden
- Pleuritiden, Interkostalneuralgien
- Entzündungen innerer Organe: Magen, Darm, Nieren, Pankreas
- Nierensteinen, Gallensteinen
- Herpes zoster
- gynäkologischen Beschwerden: Menstruationsbeschwerden, Endometriose, Erkrankungen der Gebärmutter, extrauteriner Schwangerschaft

Knochenschmerzen verweisen auf

- Tumoren: Knochentumoren, Metastasen, Myelome
- Infektionskrankheiten: Syphilis, Knochentuberkulose
- Osteomalazie, Rachitis
- Osteomyelitis

Gelenkschmerzen ergeben sich bei

- Traumen: Bänderdehnungen und -rissen, Verstauchungen, Verletzungen der Gelenkkapsel, blutigen Gelenkergüssen bei Hämophilie
- Bursitiden
- Arthritiden: chronischer Polyarthritis, enteropathischer Arthritis (assoziiert mit Morbus Crohn und Colitis ulcerosa), Psoriasis-Arthritis, systemischem Lupus erythematodes, familiärem Mittelmeerfieber, Morbus Whipple, Sarkoidose, rheumatischem Fieber, Gicht
- Infektionskrankheiten: Syphilis, Gonorrhö, Lyme-Borreliose
- Schulterschmerzen: Periarthropathia humeroscapularis (Frozen Shoulder), Schulterluxation
- Hüftschmerzen: Koxarthrose, Gonarthrose, idiopathischer Hüftgelenknekrose, Morbus Perthes, Leistenhernien, Nierensteinen, Prostataerkrankungen
- Knieschmerzen: Gonarthrose, Meniskusschäden, Sarkoidose, rheumatischem Fieber, Ewing-Sarkom

Muskelschmerzen finden sich bei

- Muskelkater, Myogelosen
- Muskelkrämpfen: Störungen des Hormon- oder Mineralhaushalts, Claudicatio intermittens
- Traumen: Prellungen, Quetschungen, Muskelfaserrissen, Muskelrissen
- Myalgie vor, während und nach Infektionskrankheiten
- Depressionen
- Kollagenosen, rheumatischem Fieber, Multipler Sklerose, Polyneuropathie

6.5 Dokumentation und Beurteilung des Heilungsverlaufs

In der in Deutschland **gesetzlich vorgeschriebenen Dokumentation** von Befunden und Behandlungen sollten Art und Ausmaß der Bewegungseinschränkungen und Schmerzen festgehalten werden.

Bewegungseinschränkungen bzw. die maximale Beweglichkeit der betroffenen Gelenke werden in Grad gemessen.

Der Patient stuft seine Schmerzen sowohl in Ruhe als auch in Bewegung auf einer Skala von 0 (keine Schmerzen) bis 10 (schlimmste vorstellbare Schmerzen) oder auf einer visuellen Skala ein. Dies vermeidet Missverständnisse und bietet eine gute Vergleichbarkeit der Befunde über den gesamten Zeitraum der Behandlung.

Bei intermittierenden Beschwerden ist es wichtig zu erfahren, wie oft am Tag oder in der Woche und für wie lange diese jeweils auftreten.

Praxistipp

Dokumentieren Sie die Bewegungseinschränkungen und die Schmerzintensität von Patienten mit akuten Beschwerden sowohl vor als auch nach der Behandlung. Dies gibt Ihnen – besonders zu Beginn Ihrer Praxistätigkeit – die Gewissheit, gute Arbeit geleistet zu haben, und bewahrt vor ungerechtfertigten Selbstzweifeln. Oder es weist Sie darauf hin, dass Sie Ihre Techniken möglicherweise noch verbessern müssen.

Auch vermitteln Sie Ihren Patienten Professionalität, indem Sie sich nicht *nur* am subjektiven Befinden, sondern auch an „harten Fakten" orientieren.

Bei chronischen Beschwerden helfen Sie Ihren Patienten, „bei der Stange zu bleiben", wenn sie von Mal zu Mal zumindest kleine Verbesserungen beobachten können.

Eine sinnvolle **weitergehende Dokumentation** enthält – vor allem bei Patienten mit lange bestehenden Beschwerden – die Ergebnisse einer gründlichen Anamnese (s. S. 63). Mitunter bessern sich Aspekte wie Appetit, Verdauung, Gewicht, Schlaf, Gemütszustand oder Leistungsfähigkeit vor der Hauptbeschwerde. Selbst wenn die Hauptbeschwerde sich zunächst nicht zu bessern scheint, verweisen ein besseres Allgemeinbefinden und vor allem eine bessere Gemütsverfassung darauf, dass die Heilung „in die richtige Richtung" geht.

Im Rahmen der Heilung können alte Krankheiten wieder aufflackern, bevor sie vollständig ausheilen. Dies ist als positives Zeichen zu werten, da die Krankheitsgeschichte des Patienten quasi „zurückgespult" wird.

Mitunter geschieht es, dass die Schmerzen von einer Seite auf die andere wandern. So schmerzte einem Patienten, der wegen der linken Schulter in Behandlung gekommen ist, kurze Zeit nach deren erfolgreicher Behandlung die rechte Schulter, allerdings nicht so heftig wie links. Für dieses Phänomen bietet sich bisher noch keine Erklärung. Möglicherweise überlagert ein starker Schmerz die Wahrnehmung von weniger starken Schmerzen in anderen Körperteilen, und wenn der stärkere Schmerzreiz aufgehoben ist, rücken die weniger intensiven Schmerzen ins Bewusstsein.

Praxistipp
Die meisten Menschen vergessen ihre Beschwerden sofort, sobald diese nicht mehr akut sind, und antworten auf die Frage, was sich seit der letzten Behandlung verbessert habe, es sei keine Verbesserung eingetreten. Der Behandler sollte deshalb konkret nach den einzelnen Symptomen fragen, die bei der letzten Behandlung erfasst wurden. Die Antworten lauten dann häufig „Jetzt, wo Sie danach fragen, fällt mir auf, dass mich dieses Symptom nicht mehr so sehr plagt". Die Patienten werden beispielsweise leistungsfähiger, schlafen durch, haben eine geregeltere Verdauung oder besseren Appetit.

7 Diagnose und Behandlung unter Berücksichtigung möglicher Fehlerquellen

■ Am liegenden Patienten

7.1 Überprüfung der Beinlängen

Vorbemerkung

Untersuchung und Korrektur der unterschiedlichen Beinlängen sind Grundlage der Dorn-Therapie. Ob eine Beinlängendifferenz funktionell oder anatomisch bedingt ist, lässt sich nur mittels exakten Röntgens und Längenmessung der Knochen genau feststellen. Das direkte Messen von Strecken, die durch Knöchel, Kniegelenkspalt oder Trochanter major (großer Rollhügel) begrenzt werden, birgt schon bei der Lokalisation der Messpunkte Ungenauigkeiten. Schließlich wird die gemessene Strecke noch von der Form der Muskulatur, der Haltung und möglicherweise unterschiedlichen Dicke von Haut- und Bindegewebe beeinflusst. Das indirekte Messen durch Unterlegen von Brettchen unter ein scheinbar kürzeres Bein bis zum optischen Ausgleich der oberen Darmbeinstachel ist ebenso ungenau, da eine Beckenverwringung vorliegen kann.

Für die Praxis reicht der Vergleich der Beinlängen und aller vier Darmbeinstachel in Kombination mit der Palpation der Iliosakralgelenke in der Regel aus. Wenn nach dem Ausgleich der Beinlängen alle Darmbeinstachel auf einer Höhe stehen und über den Iliosakralgelenken kein Druckschmerz feststellbar ist, ist davon auszugehen, dass die Beinlängen gleich sind.

Stehen nach dem Ausgleich der Beinlängen im Liegen und der Korrektur einer Beckenverwringung beide Darmbeinstachel auf einer Seite tiefer als auf der anderen, legt dies den Verdacht auf eine anatomisch bedingte Beinlängendifferenz nahe.

Um dies zu überprüfen, sollte der auf dem Rücken liegende Patient die Füße parallel aufstellen, sodass Ober- und Unterschenkel ungefähr einen 90°-Winkel zueinander bilden. Anhand der Höhe und Lage der Kniescheiben kann so die Länge von Ober- und Unterschenkel beider Beine verglichen werden.

Untersuchung

Der Patient liegt mit gestreckten Beinen auf dem Rücken auf der Behandlungsliege. Manche Patienten biegen sich dabei etwas zur Seite. Sie sind dann danach zu befragen, ob sie das Gefühl haben, gerade zu liegen. Bejahen sie dies, sollte sich der Behandler merken oder notieren, in welchem Ausmaß und zu welcher Seite sich der Patient krümmt: Dies ist ein hilfreicher Parameter zur Beurteilung des Behandlungsverlaufs.

Der Therapeut umfasst die Knöchel des Patienten von unten so, dass die Daumen an der Unterseite der Fersen liegen. Die Beine des Patienten werden in eine gerade Linie mit seiner Körperachse gebracht. Der Therapeut orientiert sich dazu an Oberkörper und Kopf des Patienten. Die Länge der Beine wird anhand der Höhe der Daumen unter leichtem Druck Richtung Kopf des Patienten verglichen (Abb. **7.1**).

Die Überprüfung der Beinlängen ist leichter, wenn der Patient seine flachen Schuhe anbehält. Da die Schuhsohlen hart und symmetrisch sind und deutlich definierte Kanten haben, fällt es sofort auf, wenn die Füße unterschiedlich weit nach innen oder außen rotiert sind oder unterschiedlich gestreckt oder angezogen sind. Hochhackige oder sehr lose sitzende Schuhe sollte der Patient ausziehen, da diese die Beurteilung erschweren.

Der Therapeut muss sich merken oder notieren, wie groß der Längenunterschied vor Beginn der Behandlung ist. In der ersten Behandlung sind nach *jedem* der folgenden Behandlungsschritte erneut die Beinlängen zu vergleichen. Nur so ist festzustellen, in welchen Gelenken eine Korrektur erfolgt ist und welche Gelenke keine Korrektur benötigten.

Die häufigsten **Fehlerquellen** sind:

- Zug an den Beinen statt Druck von unten.
- Vergleich der Innenknöchel statt der Unterkante der Fersen.
- Die Beine des Patienten liegen nicht mittig bzw. der Patient liegt nicht gerade.
- Die Füße sind proniert oder supiniert oder unterschiedlich weit gebeugt.

7.2 „Hüftgelenkübung“

Vorbemerkung

Da viele Beinlängendifferenzen mit der Hüftgelenkübung auszugleichen sind, ist es zweckmäßig, hiermit am längeren Bein anzufangen. Anschließend kann der Therapeut zuerst alle Gelenke am längeren Bein, dann alle am zunächst kürzeren Bein behandeln oder die Gelenke pro Ebene durchgehen.

→ Eine festgelegte Reihenfolge sollte bei allen Patienten beibehalten werden.

Bei der ersten Behandlung ist zu dokumentieren, welche Gelenke behandlungsbedürftig waren. Die Gelenke, bei deren Korrektur keine Veränderung der Beinlängen erfolgt, können in den Folgebehandlungen ausgelassen werden. Für diese Gelenke braucht der Patient auch zu Hause keine Übungen auszuführen.

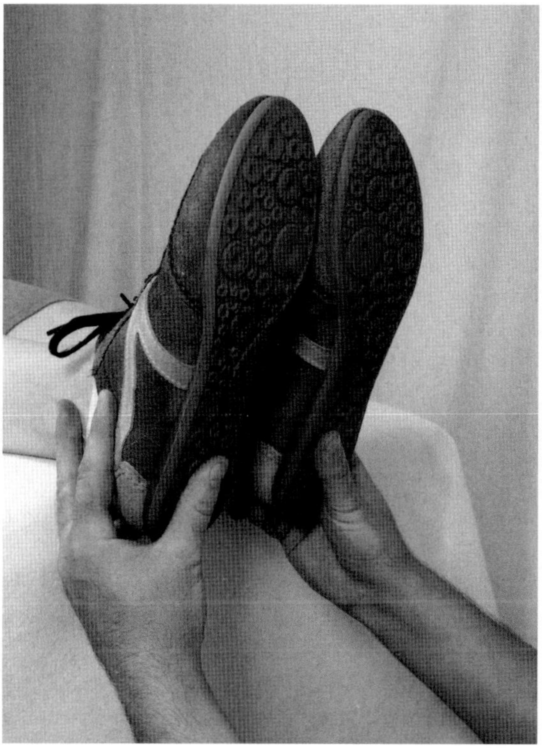

Abb. **7.1** Vergleich der Beinlängen.

Streng genommen wird bei dieser Technik nicht das Hüftgelenk korrigiert, sondern die Bewegung findet im Iliosakralgelenk statt (siehe auch Abschnitt „Anatomie", S. 21 ff.). Da die sichtbare Bewegung aber im Hüftgelenk stattfindet, behalten wir den Namen bei, nicht zuletzt, um die Verständigung mit dem Patienten zu erleichtern.

Untersuchung

Der Patient liegt mit dem Rücken auf der Behandlungsliege und stellt den Fuß des längeren Beins (hier: rechts) so nah wie möglich am Gesäß auf. Er greift mit der rechten Hand unter den Übergang von Oberschenkel zu Gesäß und übt stetigen Zug in Richtung Kopf aus (Abb. **7.2**), während er das Bein streckt und schließlich entspannt ablegt (Abb. **7.3**).

Beim ersten Durchführen dieser Übung ist es sinnvoll, dass der Therapeut das Bein bei der Bewegung führt, um dem Patienten ein Gefühl dafür zu vermitteln, auf welche Art und in welchem Tempo er das Bein ablegen soll.

Nach dem Vergleich der Beinlängen sollte der Patient die Übung mit dem anderen Bein ausführen.

Viele Patienten erschweren sich die Übung unnötig, indem sie Bewegungsabläufe von ihnen bekannten gymnastischen Übungen übernehmen und die Übung fehlerhaft ausführen. Die in Tabelle **7.1** angeführten Hinweise sind hierbei hilfreich.

Hinweis

Einige Autoren und Dozenten der Dorn-Therapie lassen die Übung mit einem um den Oberschenkel geschlungenen Handtuch durchführen. Dadurch lässt sich der Zug nach oben aber gerade am Ende der Bewegung nicht aufrechterhalten bzw. das Bein lässt sich nicht vollständig im Hüftgelenk strecken. Nach Meinung der Verfasser ist die sog. Handtuchübung schlicht falsch. Aus dem gleichen Grund sollte der Zug auch mit nur einer Hand ausgeübt werden und nicht durch Umgreifen des Oberschenkels mit beiden Händen.

Tab. **7.1** Korrektur der Fehlerquellen bei der Hüftgelenkübung

Fehlerquelle	Korrektur
Bein wird ganz schnell fallen gelassen oder in Zeitlupe abgelegt.	Der Therapeut bittet den Patienten, das Bein während einer ganz normalen Ausatmung abzulegen.
Bauchmuskelübung: Der Patient streckt das Bein zunächst und legt es dann ganz langsam gestreckt ab.	Der Therapeut bittet den Patienten, mit der Ferse knapp über der Liege nach unten zu rutschen, um das Bein abzulegen.
Bein wird beim Ablegen aus- oder eingedreht.	Der Therapeut bittet den Patienten, das Knie für die ganze Dauer des Ablegens nach oben auszurichten.
Zug nach oben lässt nach, sobald das Bein sich senkt.	Der Therapeut erklärt dem Patienten, dass gerade der letzte Teil der Bewegung der entscheidende ist und er den Zug nach oben die ganze Zeit aufrechterhalten soll.

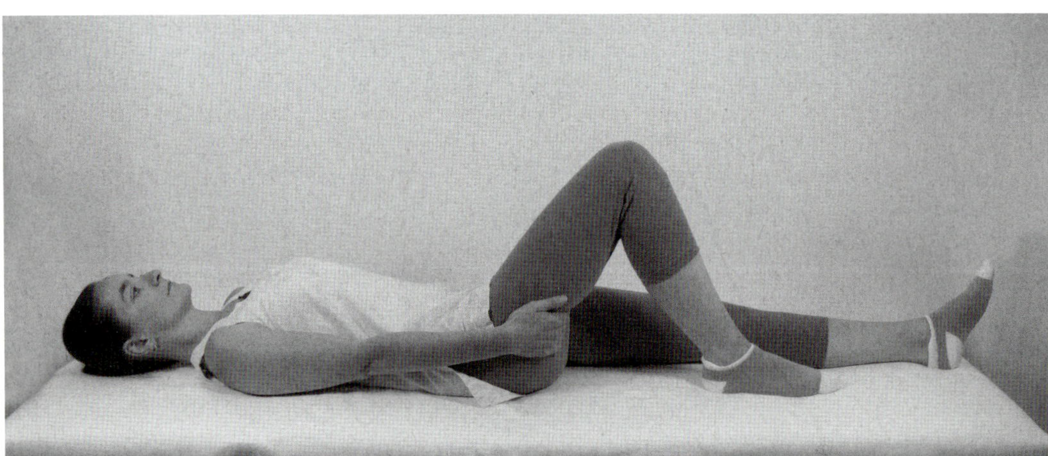

Abb. **7.2** Anfangsstellung „Hüftgelenkübung“.

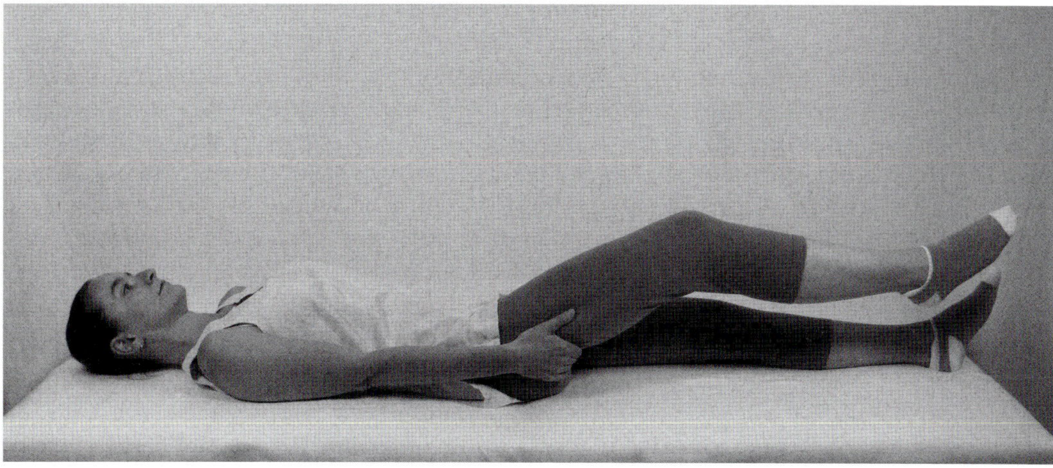

Abb. **7.3** „Hüftgelenkübung" kurz vor dem Ablegen des Beins.

7.3 Behandlung des Kniegelenks

Der Patient liegt auf dem Rücken, der Therapeut steht rechts von der Liege.

Er hebt das linke Bein des Patienten an und winkelt es im Kniegelenk um 90° ab. Bei gelenkigen Patienten kann der Oberschenkel einen Winkel von bis zu 80° zur Liege aufweisen, bei weniger beweglichen Patienten wird das Bein weniger weit angehoben.

Die linke Hand greift unter die Ferse, die rechte in die Kniekehle des Patienten. Der Therapeut legt seine linke Wange auf den oberen Rand der Kniescheibe, sodass er in Richtung Kopf des Patienten blickt (Abb. **7.4**).

Nun wird mit der linken Hand und der Wange Druck in Richtung Kniegelenk ausgeübt, während der Therapeut das Bein langsam streckt, bis das Knie durchgedrückt ist. Der Druck auf Ferse und Kniescheibe wird während der ganzen Streckphase aufrechterhalten. Mit der rechten Hand wird das Bein lediglich bei der Bewegung stabilisiert: Der Oberschenkel bleibt bewegungslos.

Bereitet die Bewegung dem Patienten Schmerzen, kann während der Streckbewegung auch der Oberschenkel nach unten geführt werden, bis das ganze Bein schließlich auf der Liege aufliegt. Dabei ist die Belastung für den Therapeuten allerdings wesentlich höher. Bei dieser Variante ist besonders darauf zu achten, mit geradem Rücken zu arbeiten.

Der Therapeut vergleicht nun die Beinlängen und korrigiert anschließend das rechte Kniegelenk.

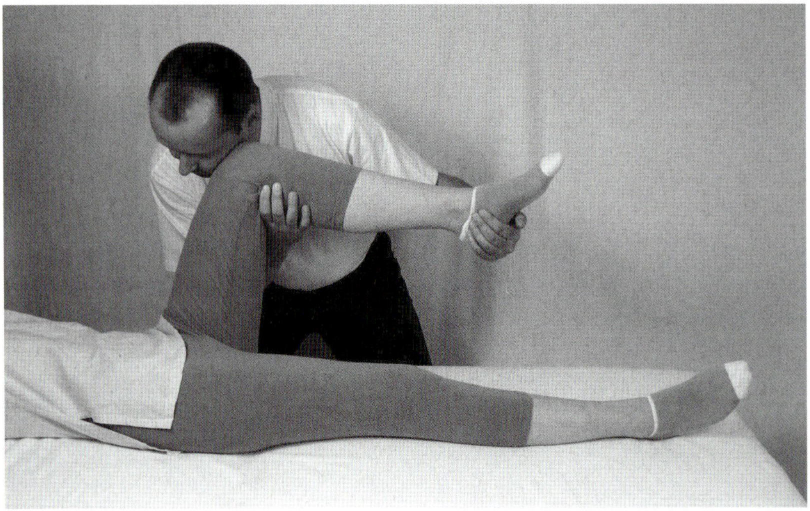

Abb. **7.4** Behandlung des Kniegelenks.

7.4 Behandlung des Sprunggelenks

Der Patient liegt auf dem Rücken, die Füße ragen über das Ende der Liege hinaus. Der Therapeut steht am Fußende der Liege.

Er drückt mit dem Handballen der linken Hand gegen die Ferse in Richtung Kopf des Patienten (Abb. **7.5**). Mit der anderen Hand fasst er den Vorderfuß und streckt den Fuß im Sprunggelenk, während er den Druck auf die Ferse aufrechterhält.

Dieses Vorgehen ist einige Male zu wiederholen. Beim letzten Mal wird der Fuß nicht zurückgeführt; er bleibt vielmehr gestreckt liegen.

Der Therapeut vergleicht erneut die Beinlängen und wiederholt darauf die Korrektur am anderen Sprunggelenk.

7.5 Beweglichkeitsprüfung der Iliosakralgelenke (modifiziertes Vorlaufphänomen)

Der Patient liegt auf dem Rücken.

Aus der Ausgangsposition für die Überprüfung der Beinlängen (s. o.) werden beide Beine des Patienten gleichzeitig auf einen Winkel von 45° zur Liege angehoben (Abb. **7.6**). Man kann die Beine gerade hochheben; für die meisten Patienten ist es aber angenehmer, wenn die Beine in einem Bogen nach außen und oben wieder mittig zusammengeführt werden. Waren die Beine vor dem Hochheben gleich lang und ist nun ein Bein länger, verweist dies auf ein blockiertes Iliosakralgelenk.

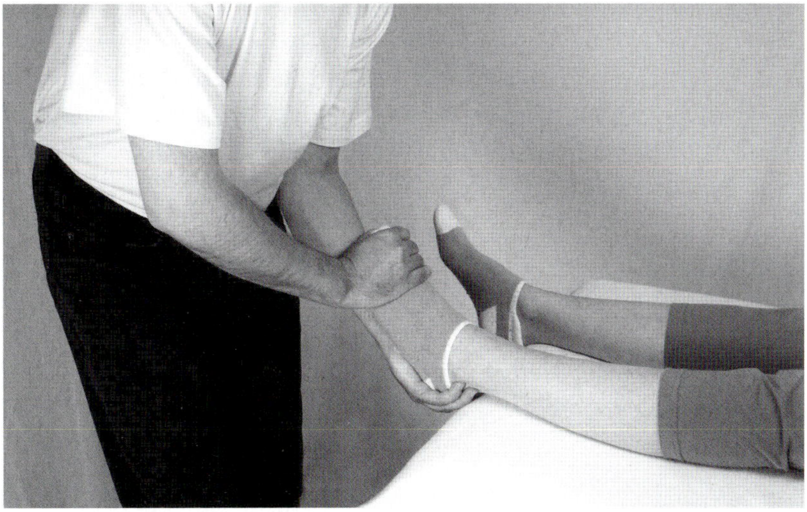

Abb. **7.5** Behandlung des Sprunggelenks.

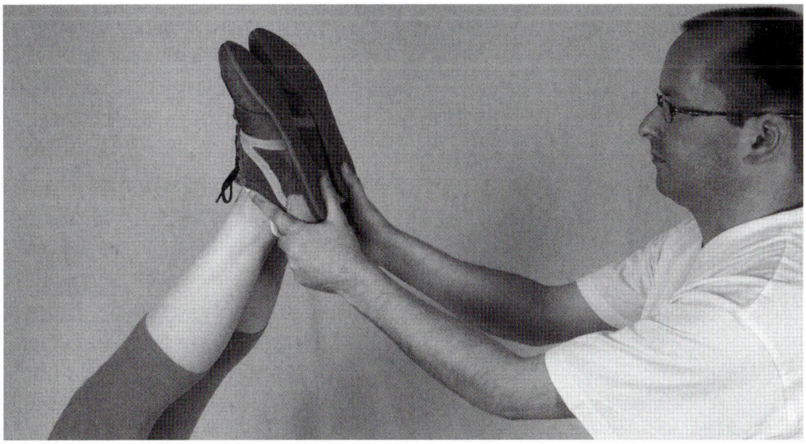

Abb. **7.6** Beweglichkeitsprüfung der Iliosakralgelenke.

7.6 Behandlung des Fibulaköpfchens (hier linkes Kniegelenk)

Für die Behandlung des Fibulaköpfchens setzt sich der Patient auf die Liege, sodass die Unterschenkel frei hängen. Der Therapeut hockt rechts vor dem Patienten und fixiert mit Zeige- und Mittelfinger der rechten Hand das Fibulaköpfchen am linken Bein durch Zug gerade nach vorn. Mit der linken Hand greift er von unten um den linken Fuß des Patienten, supiniert ihn und streckt anschließend den Unterschenkel, während er Fixierung und Supination aufrechterhält. 3–5 Wiederholungen.

Anschließend umgreift er mit beiden Händen das linke Fußgelenk des Patienten, wobei beide Daumen vor dem Außenknöchel ruhen, und gibt dem Außenknöchel mit den Daumen einen Impuls Richtung Ferse. 2–3 Wiederholungen.

Am stehenden Patienten

7.7 Untersuchung und Behandlung von Blockaden der Iliosakralgelenke

Ein blockiertes Iliosakralgelenk führt auf der blockierten Seite zu meist druckdolenten Muskelverhärtungen über dem Gelenk und an den Dornfortsätzen des Kreuzbeins. Häufig berichten Patienten auch über Schmerzen im Bereich des Iliosakralgelenks.

Ein weiterer Hinweis ist das sog. **Vorlaufphänomen.**

Untersuchung

Um das Vorlaufphänomen zu erfassen, legt der Therapeut die Daumen auf die hinteren Darmbeinstachel des aufrecht stehenden Patienten und veranlasst ihn, sich bei gestreckten Kniegelenken langsam maximal vorzubeugen. Bei freier Beweglichkeit beider Iliosakralgelenke stehen die Darmbeinstachel und damit die Daumen am Ende der Bewegung wieder auf gleicher Höhe. Steht ein Darmbeinstachel am Ende der Bewegung höher, ist meist das gleichseitige Iliosakralgelenk blockiert.

Mitunter sind beide Iliosakralgelenke eines Patienten blockiert. In diesem Fall ist keiner der vorgenannten Tests positiv, da sie alle auf einem Unterschied der Beweglichkeit basieren. Bei der Palpation sind aber beide Seiten des Kreuzbeins druckschmerzhaft.

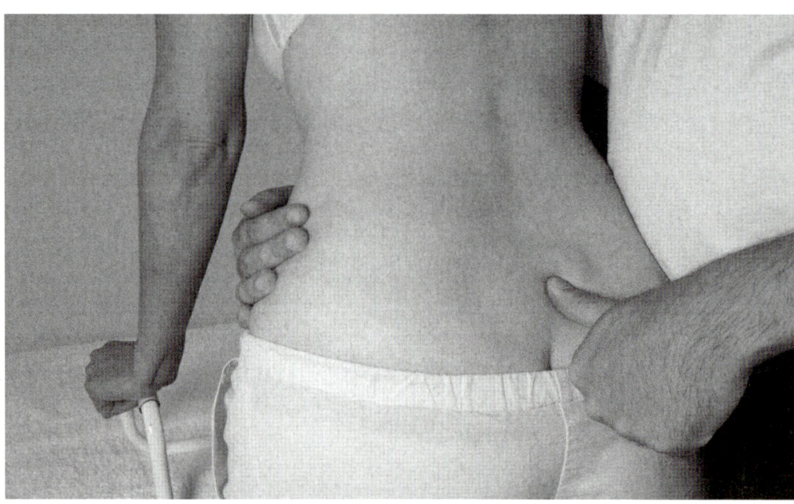

Abb. **7.7** Behandlung einer Iliosakralgelenkblockade: Variante 1.

Ist es unklar, welche Seite blockiert ist, oder vermutet der Therapeut, dass beide Seiten blockiert sind, sind beide Iliosakralgelenke zu behandeln.

Behandlung

Bei einer Blockade rechts wird die Behandlung wie folgt durchgeführt:

Variante 1: Der Patient stützt sich an der Behandlungsliege auf und steht mit dem rechten Bein auf dem Brettchen. Der Therapeut steht schräg rechts hinter dem Patienten und umfasst ihn mit dem rechten Arm an der Hüfte. Während der Patient mit dem linken Bein vor und zurück pendelt, schiebt er die Dornfortsätze des Kreuzbeins mit dem linken Daumen Richtung Mitte (Abb. **7.7**).

Variante 2: Der Patient stützt sich an der Behandlungsliege auf und steht mit dem linken Bein auf dem Brettchen. Der Therapeut steht schräg links hinter dem Patienten und umfasst ihn mit dem linken Arm an der Taille. Während der Patient mit dem rechten Bein vor und zurück pendelt, drückt der Therapeut den rechten Darmbeinkamm nach vorn und nach außen. Der Therapeut stellt sich dabei vor, er würde den rechten Beckenknochen vom Kreuzbein wegschieben.

Variante 3: Der Patient stützt sich an der Behandlungsliege auf und steht mit dem rechten Bein auf dem Brettchen. Der Therapeut steht schräg links hinter dem Patienten und umgreift ihn mit dem linken Arm an der Hüfte. Während der Patient mit dem linken Bein vor und zurück pendelt, schiebt der Therapeut die Dornfortsätze des Kreuzbeins mit dem Schieber zur Mitte hin, also auf sich zu. Gleichzeitig zieht er das rechte Darmbein mit der linken Hand nach vorn (Abb. **7.8**). Der Thera-

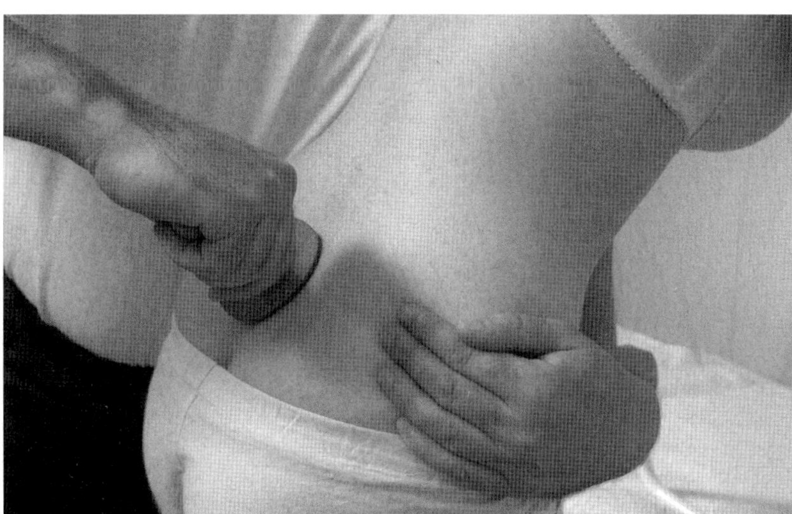

Abb. **7.8** Behandlung einer Iliosakralgelenkblockade: Variante 3 mit Schieber.

peut stellt sich vor, er würde Kreuzbein und Becken im Iliosakralgelenk auseinanderziehen.

Variante 1 ist am einfachsten auszuführen, Variante 2 die angenehmste für den Patienten. Variante 3 führt am zuverlässigsten zum Erfolg.

7.8 Untersuchung und Behandlung von Beckenverwringungen

Untersuchung

Der Patient steht entspannt vor der Behandlungsliege, der Therapeut steht hinter ihm. Er legt seine Daumen auf die hinteren Darmbeinstachel und die Mittelfinger auf die vorderen Darmbeinstachel. Mit den Zeigefingern bzw. inneren Handkanten orientiert er sich an den Beckenkämmen. Dann vergleicht er die Höhe der vorderen und hinteren Darmbeinstachel rechts und links miteinander (Abb. **7.9**). Normalerweise stehen alle vier Orientierungspunkte auf einer Höhe.

Bei einer Beckenverwringung steht auf der Seite, auf der der hintere Darmbeinstachel höher steht, der vordere Darmbeinstachel tiefer als auf der anderen Seite. Somit ist eine Beckenschaufel im Verhältnis zur anderen antevertiert, die andere retrovertiert. Meist ist das Bein auf der antevertierten Seite länger und auf der retrovertierten Seite kürzer.

Behandlung

Zur Behandlung muss der Patient sich auf einen Hocker setzen.

Für diese Techniken ist es wichtig, dass der Patient so wenig wie möglich bei der Bewegung „hilft“ oder Widerstand leistet.

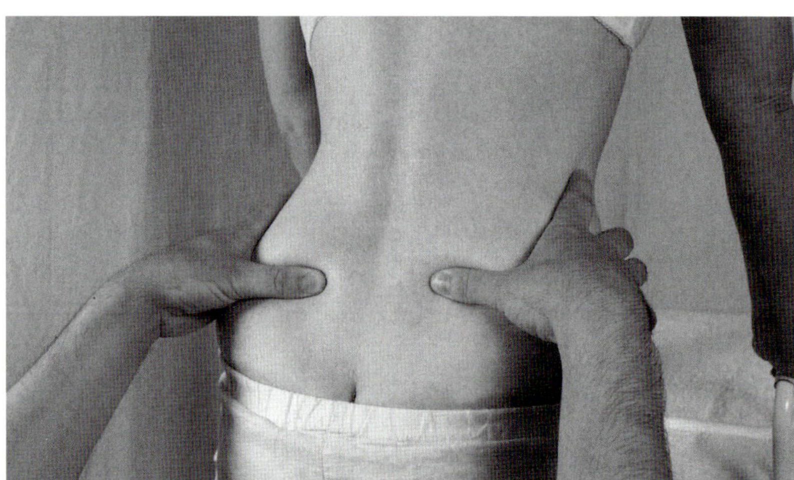

Abb. **7.9** Vergleich der Darmbeinstachel.

Zuerst wird die antevertierte Seite behandelt (in dem hier genannten Beispiel die rechte Beckenschaufel): Der Therapeut kniet rechts vom Patienten und fixiert das Kreuzbein des Patienten mit der linken Hand durch Druck nach vorn. Mit der rechten Hand greift er das rechte Bein unterhalb der Kniescheibe und führt es unter leichtem Druck Richtung Becken zuerst nach oben, von dort nach außen und dann schräg nach unten zurück in die Ausgangsstellung. Das Kreuzbein bleibt dabei die ganze Zeit fixiert. 5–10 Wiederholungen.

Anschließend wird die retrovertierte Seite behandelt (in dem hier dargestellten Beispiel die linke Beckenschaufel): Der Therapeut kniet links vom Patienten und fixiert die Darmbeinschaufel von hinten mit der rechten Hand. Mit der linken Hand greift er um das Knie des Patienten und führt das Bein nach außen und wieder nach innen. 5–10 Wiederholungen.

→ In sehr seltenen Fällen stehen der vordere und hintere Darmbeinstachel sowie der Trochanter auf einer Seite tiefer als auf der anderen, auch nachdem alle genannten Gelenkkorrekturen durchgeführt wurden. Möglicherweise liegt bei diesem Patienten eine echte, d. h. strukturelle Beinlängendifferenz vor.

7.9 Untersuchung und Behandlung von Lendenwirbelsäule und unterer Brustwirbelsäule (Th 7–Th 12)

Der Patient steht mit leicht vorgebeugtem Oberkörper vor der Behandlungsliege und stützt sich mit beiden Händen auf der Liege ab. Die Beine stehen etwa hüftbreit auseinander.

Untersuchung

Der Therapeut steht hinter dem Patienten und ölt den gesamten Lenden und den Brustwirbelsäulenbereich von Th 7–Th 12 ein. Anschließend sucht er die Dornfortsätze des 5. Lendenwirbels und legt seine Daumen rechts und links daneben. Mit leichtem Druck gleitet er neben den Dornfortsätzen bis zum 7. Brustwirbel an der Wirbelsäule nach oben (Abb. **7.10**).

Dieser Schritt ist einige Male zu wiederholen.

Der Therapeut sollte sich merken, wo sich seitliche Verschiebungen und Muskelverhärtungen um die Dornfortsätze finden.

Wenn alle Wirbel „richtig“ stehen, gleiten die Daumen parallel nach oben, wie in einer Schiene. Behandlungsbedürftige Wirbel machen sich durch Erhebungen auf dieser Schiene bemerkbar, durch die der Daumen zur Außenseite abrutscht. Meistens sind diese Punkte auch druckdolent. Der Patient ist danach zu befragen, ob die gefundenen Stellen druck-

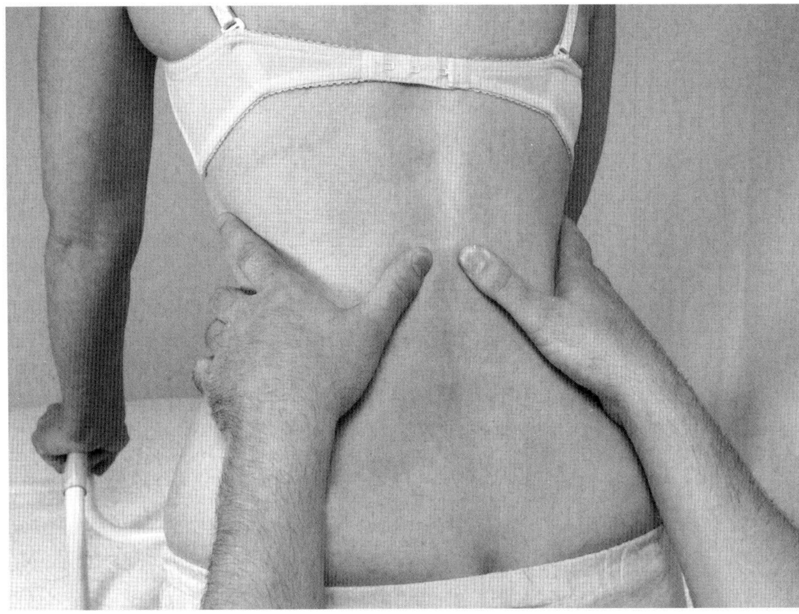

Abb. **7.10** Untersuchung von Lendenwirbelsäule und unterer Brustwirbelsäule.

schmerzhaft sind. Sind sie es nicht, ist der betreffende Wirbel nicht behandlungsbedürftig. Die Asymmetrie hat dann eine andere Ursache, z. B. einen unregelmäßig geformten Wirbel.

Mitunter sind mehrere Wirbel nacheinander zur gleichen Seite verschoben oder es finden sich abwechselnd nach rechts und links verschobene Wirbel.

Behandlung

Bei nach rechts verschobenem Wirbel steht der Therapeut rechts hinter dem Patienten.

Der Daumen der linken Hand wird rechts am Dornfortsatz des Wirbels angelegt, der sich ca. drei Wirbel unterhalb des zu behandelnden Wirbels befindet. Der Daumen wird auf der Faust abgestützt, um einer Überlastung vorzubeugen. Die rechte Hand umgreift den Patienten an der Hüfte.

Der Patient stellt sich mit dem rechten Bein auf ein Brettchen und pendelt mit dem linken Bein vor und zurück. Der Therapeut spürt im Daumen eine leichte schwingende Bewegung und gleitet nun mit dem Daumen von unten nach oben an der rechten Seite der Dornfortsätze entlang (Abb. **7.11**). An dem verschobenen Wirbel bleibt er etwa zwei Sekunden stehen und erhöht den Druck leicht. Dann gleitet er weiter. Sollten mehrere Wirbel zur gleichen Seite verschoben sein, verweilt der Daumen auch an diesen Stellen wieder einige Zeit, bevor er weitergeht.

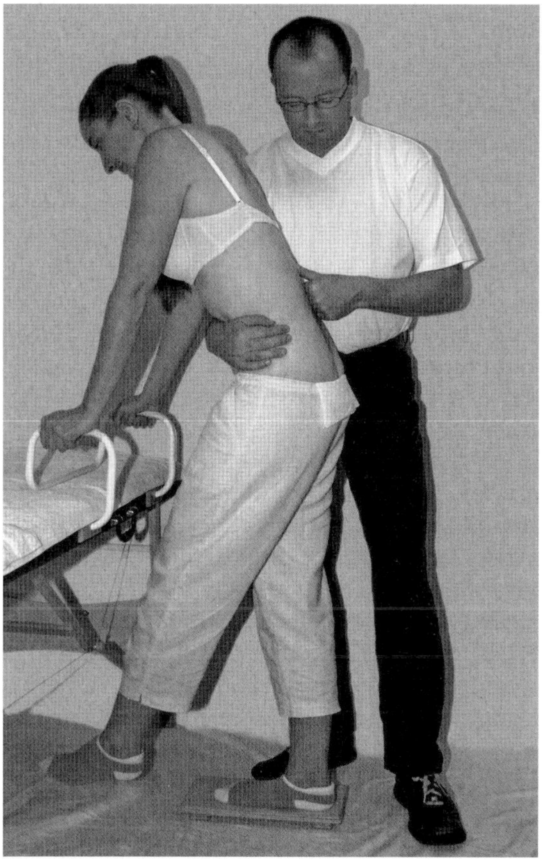

Abb. **7.11** Behandlung von Lendenwirbelsäule und unterer Brustwirbelsäule.

Dieser Schritt ist drei- bis viermal zu wiederholen. Um eine Verkrampfung des Patienten zu vermeiden, sollte der Therapeut dann die Seite wechseln, auch wenn auf der anderen Seite kein Wirbel verschoben ist.

Auch wenn nur einzelne Wirbel verschoben sind, ist es sinnvoll, eine größere Strecke mit dem Daumen zu behandeln und nicht am schmerzhaftesten Punkt anzufangen.

Bei Ausweichbewegungen des Patienten sollte der Druck etwas zurückgenommen werden oder der betreffende Wirbel in der nächsten Behandlung therapiert werden. Die Behandlung ist zwar in der Regel etwas schmerzhaft, der richtige Druck wird vom Patienten aber eher als lösend oder befreiend empfunden. Weicht der Patient aus, wird seine momentane Schmerzschwelle überschritten: Die Ausweichbewegung ist eine instinktive Schutzreaktion.

Bei nach links verschobenen Wirbeln pendelt der Patient mit dem rechten Bein, während der Therapeut mit der rechten Hand von der linken Seite aus Richtung Mitte arbeitet.

Am sitzenden Patienten

7.10 Untersuchung und Behandlung der Brustwirbelsäule (Th 1–Th 9)

Der Patient sitzt mit leicht gebeugtem Oberkörper auf einem Hocker, seine Arme können frei schwingen.

Untersuchung

Der Therapeut steht hinter dem Patienten. Nachdem er den oberen Brustwirbelsäulenbereich eingeölt hat, tastet er mit den Daumen den Dornfortsatz des 9. Brustwirbels. Die Daumen werden rechts und links neben den 8. Brustwirbel gelegt und gleiten an den Dornfortsätzen der Brustwirbelsäule entlang weiter nach oben bis zum 7. Halswirbel (Abb. **7.12**).

Dieser Schritt ist einige Male zu wiederholen. Der Therapeut merkt sich die Wirbel, an denen ein Daumen nach außen gleitet bzw. abgebremst wird.

Behandlung

Sie entspricht der Behandlung der Lendenwirbelsäule mit dem Unterschied, dass der Patient nicht mit dem der Muskelverhärtung gegenüberliegenden Bein pendelt, sondern mit dem Arm.

Th 7–Th 9 können sowohl im Sitzen als auch im Stehen behandelt werden. Es ist zweckmäßig, die Methode zu wählen, bei der die Bewegung in der Wirbelsäule am besten zu spüren ist.

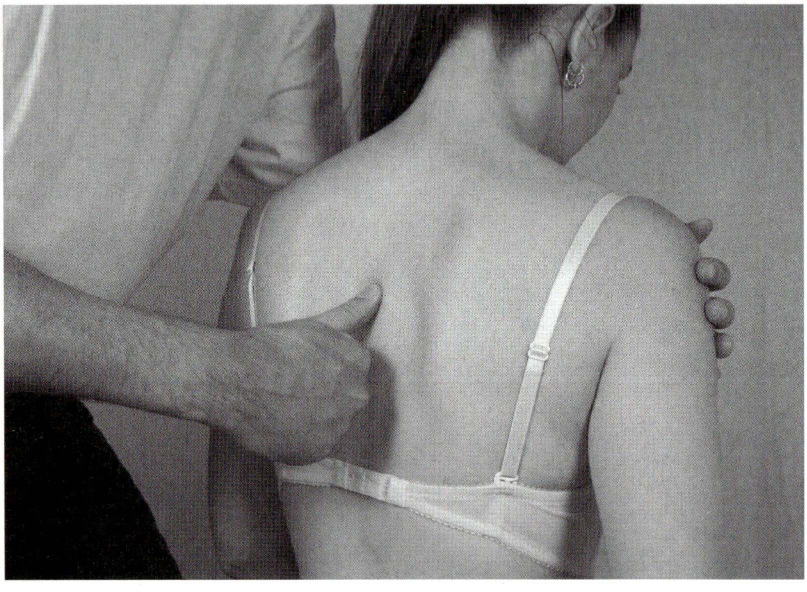

Abb. **7.12** Behandlung der Brustwirbelsäule.

Fallbeispiel: Taumelschwindel, Herzrasen

Patientin: 28 Jahre, Friseurin, selbstständig, ein Kind.

Leitsymptom: Ständig Taumelschwindel, alle zwei Tage für einige Stunden starke Verschlimmerung mit Herzrasen und dadurch bedingten Panikattacken.

Weitere Symptome: Kopfschmerzen mit Übelkeit, Bewegungseinschränkung beim Drehen des Kopfes nach rechts und links; Schmerzen im Bereich der Lendenwirbelsäule, Bandscheibenvorfall vor 4 Jahren.

Medizinische Diagnostik und Behandlung bis dato: Schädel-CRT zum Ausschluss von Tumoren: ohne Befund; kardiologische Untersuchung: ohne Befund; neurologische Untersuchung: ohne Befund.

Der Patientin wurden starke Antidepressiva verschrieben, die sie nicht vertragen hat. Nächster Behandlungsschritt wäre die stationäre Behandlung in einer psychosomatischen Klinik gewesen.

Diagnose nach Dorn

- Beinlängendifferenz ca. 0,5 cm
- LWS: Wirbelblockade bei L4 und L5
- BWS: Wirbelblockade bei Th2 und Th3. Bei leichtem Druck auf diese Wirbel treten sofort Schwindel und Herzrasen auf, sogar bei Anwendung von chinesischem Kräuter- und Wärmepflaster auf dem Wirbel (Yunnan-Baiyao-Pflaster).
- HWS: mehrere leichtere Wirbelblockaden

Therapie

- Blockaden der LWS und der HWS sind nach drei Behandlungen aufgehoben.
- Th2 und Th3 werden ganz sanft immer bis zum Auftreten der Symptome behandelt. In der dritten und in der fünften Behandlung Gua Sha neben den Dornfortsätzen von Th2 und Th3. Hierbei wird mit einem stumpfen Gegenstand mit Druck über die Haut geschabt. Die Wirkung ähnelt der des Schröpfens.
- Innerhalb der nächsten sieben Dorn-Behandlungen an diesen Wirbeln konnte die Intensität der Behandlung von Mal zu Mal leicht gesteigert werden. Die Symptome nahmen kontinuierlich ab bis zur Beschwerdefreiheit nach der zehnten Behandlung.
- Nach fünf Wochen Nachuntersuchung: Immer noch beschwerdefrei.

7.11 Untersuchung und Behandlung der Rippenwirbelgelenke

Der Thorax wird durch die Rippen gebildet, die einerseits die inneren Organe schützen und andererseits eine ungehinderte Atmung ermöglichen sollen. Diese Beweglichkeit wird vorwiegend durch die Rippengelenke ermöglicht. Die Rippengelenke am Brustbein sind normalerweise unproblematisch, aber die Rippenwirbelgelenke können durch abrupte Bewegungen der Wirbelsäule oder der Arme, schweres Heben oder lang andauernde psychische Spannungszustände blockieren. Hartnäckige Wirbelblockaden und Blockaden der Wirbelgelenke sind häufig im selben Segment der Wirbelsäule zu finden und scheinen sich gegenseitig aufrechtzuerhalten. Blockaden der Rippengelenke können Schmerzen direkt an der Wirbelsäule verursachen, die manchmal nach vorn in den Brustkorb und sogar bis in den Arm ausstrahlen. Typische Beschwerden sind das Gefühl, nicht tief durchatmen zu können, Spannung zwischen den Schulterblättern oder sogar stechende Brustschmerzen mit oder ohne Atemnot, die auch in den (meist linken) Arm ausstrahlen können. Bei erstmaligem Auftreten solcher Beschwerden ist die schulmedizinische Abklärung zum Ausschluss einer ernsthaften Erkrankung angezeigt, doch besonders bei negativem EKG und Röntgenbild sind die Auslöser dieser scheinbaren Herzbeschwerden oft einfach Blockaden der Rippengelenke.

Behandlung

Die exakte Diagnose einer Rippenwirbelgelenkblockade ist schwierig, und die Behandlung eines nicht blockierten Gelenks bringt keinen Nachteil. Daher lohnt es sich, bei einem hartnäckig blockierten Brustwirbel, oder bei einem verhärteten und/oder druckdolenten Punkt am Querfortsatz oder leicht lateral davon, das zugehörige Rippenköpfchen versuchsweise zu behandeln.

Der Therapeut steht links neben dem sitzenden Patienten und fixiert mit dem Daumen der rechten Hand das prominente Rippenköpfchen (rechts von der Wirbelsäule). Mit der linken Hand umgreift er von vorn die rechte Schulter und hebt sie so weit nach oben wie es für den Patienten noch angenehm ist. Nun bittet er den Patienten, tief einzuatmen, und dann auszuatmen. Während der Ausatmung wird der Druck auf das Rippenköpfchen erhöht. Dies kann für den Patienten kurzzeitig das Gefühl auslösen, als ob die Luft wegbleibt, welches sich aber sofort mit Nachlassen des Drucks wieder gibt.

Praxistipp
Bitten Sie den Patienten, seinen Kopf seitlich an Ihre Schulter zu lehnen, und ziehen Sie ihn leicht zu sich hin, dann geht die Technik leichter.

7.12 Untersuchung und Behandlung der Halswirbelsäule

Der Patient sitzt mit leicht nach vorn gebeugtem Kopf vor dem Therapeuten auf einem Hocker.

Untersuchung

Der Therapeut ölt den Hals des Patienten gut ein. Mit beiden Daumen gleitet er gleichzeitig von unten nach oben in der anatomischen Rille entlang (Abb. **7.13**). Dabei achtet er darauf, den Hals nicht mit den Fingern zu umgreifen.

Dieser Schritt wird einige Male wiederholt, um die Muskulatur zu entspannen. Der Therapeut merkt sich, wo sich an der Halswirbelsäule Muskelverhärtungen finden.

Behandlung der Halswirbelsäule im Sitzen

Hier sind zwei Varianten möglich:

Variante 1: Daumen-Methode bei Wirbelblockade rechts (Abb. **7.14**)

Der Therapeut steht hinter dem Patienten und legt seine linke Hand auf die Stirn des Patienten. Mit dem rechten Daumen streicht er von unten nach oben durch die rechte Muskelrille neben der Halswirbelsäule, während er mit der linken Hand den Kopf des Patienten in kleinen Bewegungen abwechselnd nach rechts und links dreht.

Fällt es dem Patienten schwer, den Kopf passiv bewegen zu lassen, soll er die Bewegung selbst ausführen; der Bewegungsumfang entspricht

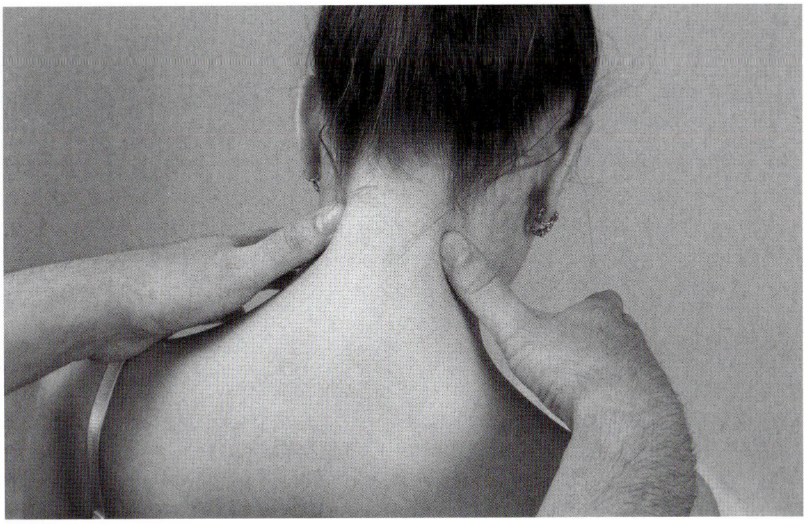

Abb. **7.13** Untersuchung der Halswirbelsäule im Sitzen.

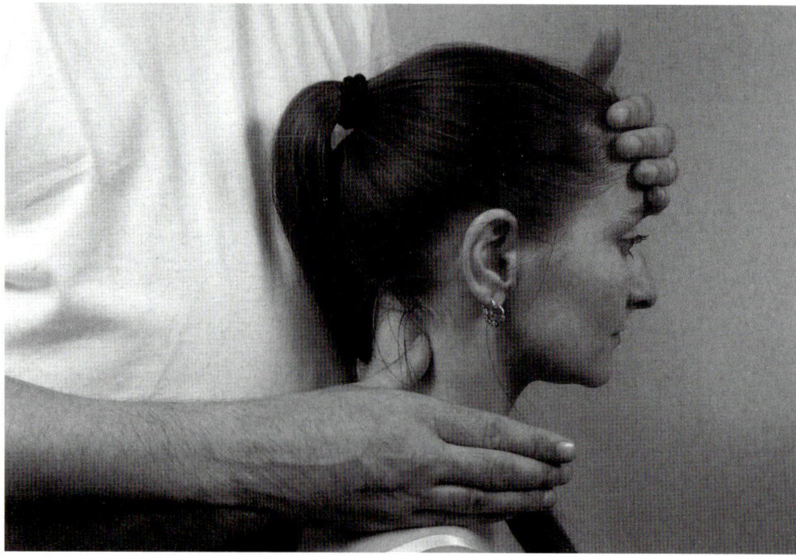

Abb. **7.14** Behandlung der Halswirbelsäule im Sitzen, Daumen-Methode.

etwa dem Kopfschütteln beim Neinsagen. Der Kopf sollte dabei aufrecht oder leicht nach vorn gebeugt sein.

Beim Streichen durch die Muskelrille mit dem Daumen bleibt der Therapeut kurz auf den Muskelverhärtungen stehen und erhöht gegebenenfalls den Druck nach vorn in Richtung der Querfortsätze.

Cave Die Schmerzschwelle des Patienten sollte nicht überschritten werden.

Variante 2: Drei-Finger-Methode bei Wirbelblockade rechts (Abb. **7.15**)

Der Therapeut steht links vom sitzenden Patienten und legt seine linke Hand auf die Stirn des Patienten. Mit dem Mittelfinger der rechten Hand bleibt er rechts auf der Muskelverhärtung neben dem blockierten Wirbel. Zeigefinger und Ringfinger liegen locker an. Es gilt darauf zu achten, den Hals des Patienten nicht mit den Fingern zu umgreifen. Hierzu ist der Daumen am Hinterkopf des Patienten abzustützen. Während der Druck nach vorn mit den Fingern der rechten Hand gehalten und allmählich erhöht wird, dreht der Therapeut den Kopf des Patienten in kleinen Bewegungen abwechselnd nach rechts und links.

→ Bei der Behandlung der Halswirbelsäule ist es besonders wichtig, nicht mit Gewalt, sondern mit Gefühl zu arbeiten. Die Wirbel müssen nicht in der ersten Behandlung „sitzen": Die Patienten erfahren auch ohne vollständige Korrektur bereits eine deutliche Linderung ihrer Symptomatik. In den folgenden Behandlungen sind selbst hartnäckige Blockaden meist zu beheben.

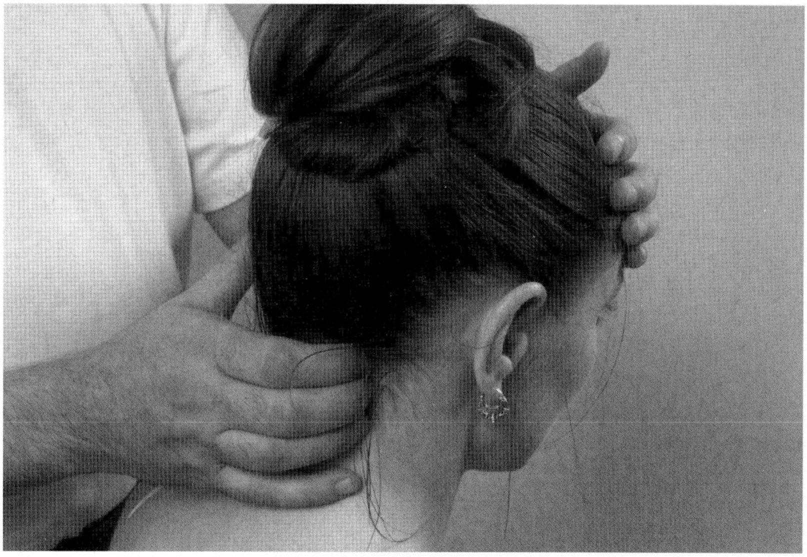

Abb. **7.15** Behandlung der Halswirbelsäule im Sitzen, Drei-Finger-Methode.

→ Hartnäckig blockierte Wirbel lassen sich oft besser korrigieren, wenn zwischen passiver und aktiver Kopfbewegung abgewechselt wird.

Behandlung der Halswirbelsäule im Liegen

Die Behandlung der HWS im Liegen (Abb. **7.16**) wird vom Patienten häufig als angenehmer empfunden.

Die Diagnose erfolgt im Sitzen, wie oben beschrieben.

Der Patient liegt mit leicht erhöht gelagerten Beinen auf dem Rücken. Der Kopf des Patienten liegt knapp oberhalb der Knie auf den Oberschenkeln des Therapeuten, sodass der Nacken gerade und entspannt ist.

Der Therapeut sitzt am Kopfende der Behandlungsliege mit einem Handtuch auf dem Schoß. Die Oberschenkel befinden sich auf der Höhe der Liege. Die Entfernung der Liege von den Knien beträgt 10–15 cm.

Der Nacken des Patienten ist gegebenenfalls nachzuölen. Zunächst massiert der Therapeut ein bis zwei Minuten von der Schulter aus in den Muskelrinnen am Nacken bis zum 1. Halswirbel hoch. Dazu setzt er die kleinen oder Ringfinger beider Hände rechts und links neben der Halswirbelsäule an und zieht sie durch die Muskelrinnen bis zum Atlas hoch. Mittel- und Zeigefinger begleiten die Bewegung. Am Atlas angekommen, löst er zunächst den kleinen Finger, dann den Ringfinger, den Mittelfinger und schließlich den Zeigefinger vom Nacken. Durch diese Massage entspannt sich die Halsmuskulatur besonders gut, sodass die blockierten Wirbel anschließend gut zu tasten sind.

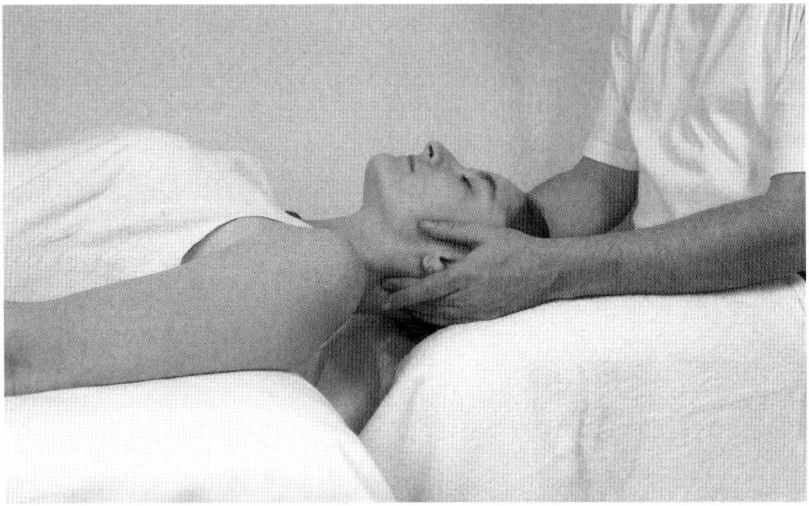

Abb. **7.16** Behandlung der Halswirbelsäule im Liegen.

Zur weiteren Lockerung der Muskulatur führt der Therapeut die Wirbelsäule in eine leichte Traktion. Dazu legt er die Hände um den Hinterkopf des Patienten, wobei die Zeigefinger sich an der Schädelkante treffen und die Daumen locker vor den Ohren des Patienten liegen. Unter leichter (!) Traktion bewegt er den Kopf des Patienten um einige Millimeter nach rechts und links. Diese Bewegung ist eine reine Lateralverschiebung, bei der der Kopf nicht zur Seite geneigt wird (wie eine indische Tempeltänzerin). Wenn die Bewegung richtig ausgeführt wird, ist die Schwingung der Wirbelsäule bis zum Bauch, gelegentlich bis zum Becken oder gar bis in die Füße sichtbar.

Zur Korrektur eines blockierten Wirbels drückt der Therapeut mit dem Mittelfinger auf die entsprechende Muskelverhärtung, während er den Kopf des Patienten mit beiden Händen rasch abwechselnd nach links und rechts dreht. Der Bewegungsausschlag sollte dabei sehr gering bleiben und eher einer Vibration ähneln. Korrektur, Traktion und Massage sollten ungefähr im Minutentakt abwechseln.

Diese Behandlung sollte ungefähr eine Viertelstunde dauern.

→ Der Therapeut muss darauf achten, während der Behandlung dem liegenden Patienten nicht mit den Handflächen die Ohren zuzuhalten. Dies wird als unangenehm empfunden.

7.13 Sonderfall Atlas

Die Querfortsätze des Atlas liegen weiter außen als bei den anderen Halswirbeln. Die Behandlung wird trotzdem in der Muskelrille ausgeführt, da die Querfortsätze beim verschobenen Atlas sehr druckschmerzhaft sind.

Parallel zur „Nein-Bewegung" des Kopfes kann der Therapeut den Kopf des Patienten gleichzeitig mit beiden Händen leicht nach oben ziehen.

Fallbeispiel: Morbus Menière

Patientin: 23 Jahre, Studentin.

Leitsymptom: Drehschwindel mit Übelkeit, anfallsartig stärker, dann auch mit Erbrechen und Ohrgeräuschen. Patientin ist mit Schwindel und Übelkeit zur Behandlung erschienen.

Weitere Symptome: Häufig Kopfschmerzen und leichterer Schwindel besonders nach langer Arbeit am PC. Teilweise morgens leichtes Kribbeln im Arm, selten Schmerzen im Lendenbereich nach längerem Sitzen.

Schulmedizinische Diagnose: Morbus Menière.

Therapie bis dato: Kurz vor der Dorn-Behandlung mehrtägiger stationärer Aufenthalt mit Infusionen, die aber keine Besserung brachten.

Diagnose nach Dorn:
- ein Bein ca. 1 cm länger
- Iliosakralgelenkblockade
- keine größeren Blockaden in LWS und BWS
- HWS: Blockaden von C 1, C 3 und C 7

Therapie:
- Hüftgelenkübung zum Ausgleich der Beinlängen, Aufheben der Iliosakralgelenkblockade und Dorn-Behandlung der HWS im Liegen.
- Sofortige Besserung, Schwindel und Übelkeit verschwinden komplett. Nachuntersuchung nach drei Tagen und nach zwei Wochen: keine Rezidive.
- Zwei Jahre später berichtet der Vater, dass der Zustand immer noch stabil ist und keine Rezidive aufgetreten sind.

7.14 Untersuchung und Behandlung der Schulterblätter

Der Patient lässt beide Arme entspannt seitlich hängen.

Der Therapeut vergleicht die Höhe der Schulterblätter von hinten. Sollte ein Schulterblatt höher stehen, bittet er den Patienten, mit beiden Armen wie beim Spazierengehen zu pendeln. Mit der rechten Hand drückt er das gesamte Schulterblatt gerade nach vorn, während die andere Hand die gesamte Schulter fixiert (Abb. **7.17**).

Zu fester Druck auf das Schlüsselbein ist zu vermeiden.

7.15 Behandlung von Oberarm-Schultergelenk

Akromioklavikulargelenk sowie Humeroskapulargelenk werden in zwei Richtungen behandelt.

Die Korrektur des **rechten Schultergelenks** wird wie folgt durchgeführt:

Richtung 1: Der Patient winkelt den rechten Unterarm im 90°-Winkel zum Oberarm an und hebt den Oberarm vorn bis auf Schulterhöhe. Der Therapeut steht rechts hinter ihm und fixiert mit der linken Hand die

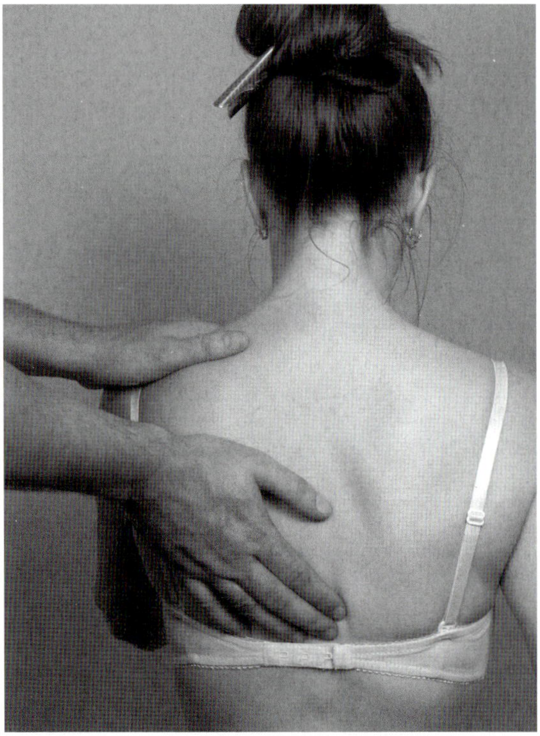

Abb. **7.17** Behandlung der Schulterblätter.

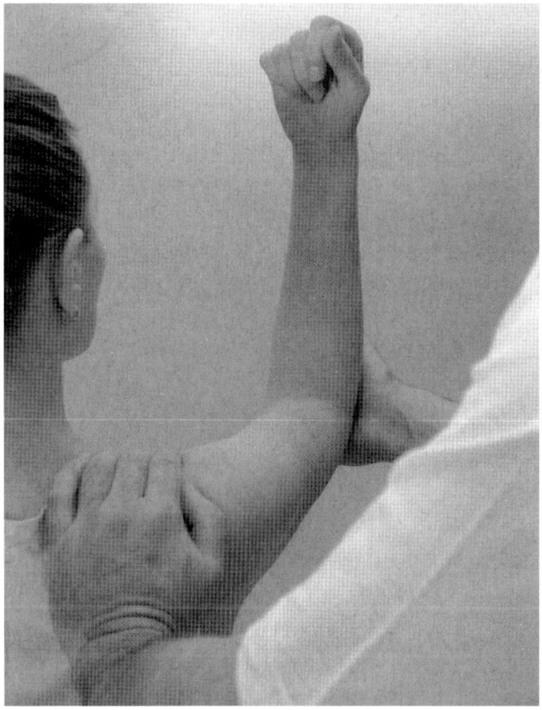

Abb. **7.18** Behandlung von Oberarm-Schultergelenk, Richtung 1.

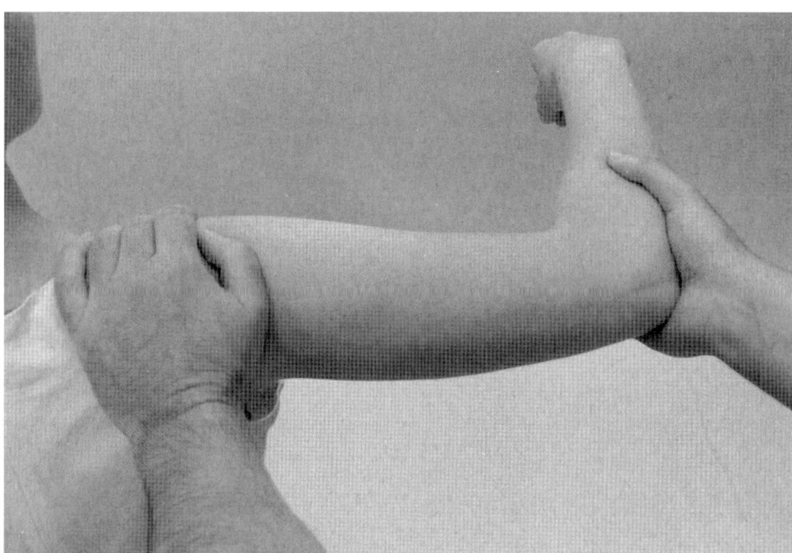

Abb. **7.19** Behandlung von Oberarm-Schultergelenk, Richtung 2.

rechte Schulter des Patienten von hinten. Mit der rechten Hand drückt er den rechten Ellbogen Richtung Schulter und führt gleichzeitig den Oberarm des Patienten von vorn wieder in die Neutralstellung.

Richtung 2: Der Patient winkelt den rechten Unterarm im 90°-Winkel zum Oberarm an und hebt den Oberarm seitlich bis zur Horizontalen. Der Therapeut steht rechts hinter ihm und fixiert mit der linken Hand die rechte Schulter des Patienten von oben. Mit der rechten Hand ergreift er den rechten Ellbogen an der Elle. Während er mit der rechten Hand Richtung Schulter drückt, führt er den Arm des Patienten seitlich wieder an den Körper heran.

7.16 Behandlung der Schlüsselbeingelenke

Das Schlüsselbein verbindet die Knochen der Schultergelenke mit der Zentralachse des Körpers. Es bewegt sich vorwiegend passiv mit der Schulter mit. Um deren großen Bewegungsumfang ermöglichen zu können, sind beide Gelenkkapseln relativ locker, was dazu führt, dass die Schlüsselbeingelenke (Akromioklavikulargelenk und Sternoklavikulargelenk) leicht blockieren. Blockaden der Schlüsselbeingelenke können zu vielen Beschwerden von Armen, Händen, Schultern und Hals beitragen.

Korrektur des medialen Schlüsselbeingelenks (Beispiel rechtes Gelenk)
Der Therapeut steht rechts hinter dem sitzenden Patienten. Mit Zeige- und Mittelfinger der linken Hand fixiert er das mediale Köpfchen des rechten Schlüsselbeins, indem er es sanft nach unten und vorn drückt. Er achtet darauf, den Daumen nicht von hinten in die Schulter zu „bohren".

Mit der rechten Hand hebt er den rechten Ellbogen des Patienten seitlich in die Waagerechte und führt ihn 10–20° nach hinten, während er den Druck mit der Linken aufrechterhält.

Behandlung des lateralen Schlüsselbeingelenks (Beispiel rechtes Gelenk)
Der Therapeut bewegt die linke Hand nun zur rechten Schulter des Patienten und drückt das laterale Schlüsselbeinende mit Zeige-, Mittel- und Ringfinger mit sanftem Druck nach oben und hinten. Mit der Rechten umfasst er den nun hängenden rechten Arm des Patienten am Ellbogen und führt ihn bis zur Waagerechten nach vorne, während er den Druck mit der Linken aufrechterhält.

7.17 Behandlung der Extremitätengelenke

Das Grundprinzip für die Behandlung der Extremitätengelenke, Finger und Zehen lautet stets:
Druck auf das Gelenk geben und unter Aufrechterhaltung des Drucks das Gelenk „öffnen", d. h. in den meisten Fällen strecken.

7.17.1 Behandlung des Ellbogengelenks

Der Therapeut steht vor dem Patienten.

Mit einer Hand stabilisiert er das Ellbogengelenk am Oberarm. Mit der anderen Hand umgreift er den Unterarm am Handgelenk und streckt den im Ellbogengelenk um 90° angewinkelten Arm. Die Hände drücken dabei stetig gegeneinander Richtung Ellbogen (Abb. **7.20**).

7.17.2 Behandlung des Handgelenks

Der Therapeut steht neben dem Patienten.

Mit einer Hand stabilisiert er den Unterarm. Mit seiner anderen Hand umgreift er die Patientenhand auf Höhe des Daumengrundgelenks und streckt das um ca. 90° abgewinkelte Handgelenk, während er stetigen Druck Richtung Ellbogen ausübt.

7.17.3 Behandlung des Speichenköpfchens (hier rechter Arm)

Ähnlich wie die Schlüsselbeingelenke (s. S. 25) muss das Speichenköpfchen Bewegungen in mehrere Richtungen mitmachen, wodurch es eine Menge „Blockadepotenzial" hat. Besonders plötzlicher Druck (Sturz) oder Zugkräfte (z. B. wenn Kinder an den Handgelenken hochgehoben werden) verursachen leicht Blockaden, aber auch Computerarbeit oder andere sich wiederholende Handbewegungen, wie z. B. Bandarbeit.

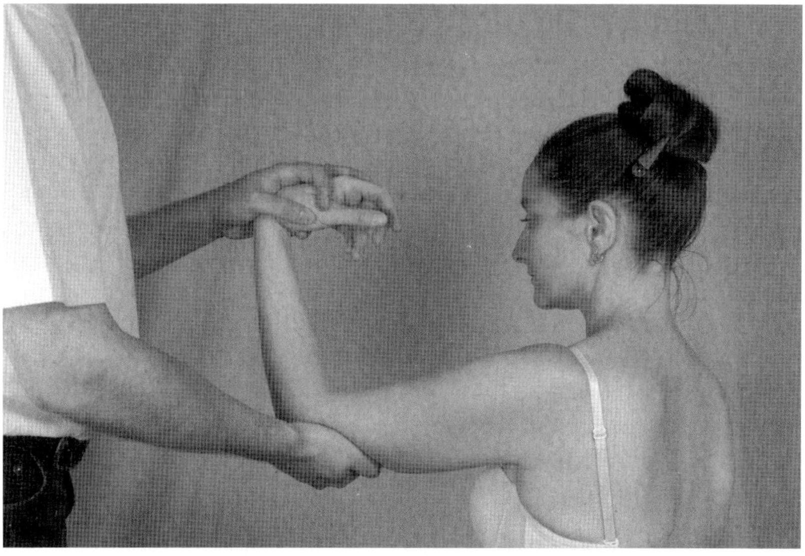

Abb. **7.20** Behandlung des Ellbogengelenks.

Meist manifestieren sich Blockaden des Speichenköpfchens (Humeroradialgelenk und proximales Radioulnargelenk) als schmerzhafte oder schmerzlose Einschränkungen der Beweglichkeit des Handgelenks und als Druckschmerz zwischen Elle und Speiche am Ellbogen bis zu einer Handbreit davor (zwischen den Dickdarm- und Dreifach-Erwärmer-Leitbahnen).

Der Therapeut steht rechts vorn neben dem sitzenden Patienten. Mit der linken Hand umgreift er den rechten Arm des Patienten knapp distal und lateral des Ellbogengelenkes und fixiert mit dem Daumen das proximale Speichenköpfchen, indem er es von der Elle wegdrückt. Mit der Rechten hält er locker die rechte Hand des Patienten (wie beim Händeschütteln) und streckt den leicht gebeugten Arm, während er die Hand des Patienten supiniert und mit der linken die Fixierung aufrechterhält.

7.17.4 Behandlung der Finger- und Zehengelenke

Die Korrektur der Finger- und Zehengelenke erfolgt nach dem gleichen Prinzip wie die der Hand- und Ellbogengelenke. Das Gelenk wird um 90° – oder so weit es geht, ohne zu schmerzen – abgewinkelt, die Hände liegen zu beiden Seiten des Gelenks. Dieses wird unter stetigem Druck in Richtung Gelenk wieder gestreckt.

Fallbeispiel: Rheuma in allen Gelenken

Patientin: 57 Jahre, Sekretärin, verwitwet, keine Kinder.

Leitsymptom: Zwei bis drei Rheumaschübe pro Woche, meist an den Fingergelenken. Auftreten gegen 17 Uhr, nach der Arbeit (PC-Arbeitsplatz). Schmerzen treten auch an allen anderen Gelenken auf, aber nicht so oft wie an den Fingern.

Weitere Symptome: Gewichtsverlust ca. 1 kg pro Woche seit etwa sechs Wochen. Kraftlos, wird nachts 6- bis 8-mal wach zum Wasserlassen. Nachtschweiß, Tinnitus. Internistische Untersuchung zum Ausschluss einer ernsten Erkrankung: ohne Befund.

Anamnese: Vor 15 Jahren schwere Gehirnerschütterung, vor fünf Jahren Dachlukenfenster auf Gesicht gefallen.

Diagnose und Behandlung nach Dorn:
Leichte Blockierungen in LWS und BWS, die nach zwei Behandlungen behoben waren. Nach der zweiten Behandlung ist der Tinnitus 50 % leiser, bessert sich im Verlauf der Behandlung aber nicht weiter. Rheumaschmerzen sind von den Fingern in die Handgelenke gewandert.

Weitere Behandlung: Nur noch Dorn-Behandlung der HWS im Liegen und Gua Sha an der HWS.

Nach der vierten Behandlung verschwindet der Nachtschweiß, die Patientin schläft durch und nimmt wieder zu. Sie fühlt sich „fit". Rheumaschübe treten nur noch einmal pro Woche auf und verlaufen erheblich leichter. Die Patientin kann wieder allein im Garten arbeiten. Nach fünf Monaten ist ihr Zustand immer noch stabil.

7.18 Behandlung des Kiefergelenks

Zur Behandlung des Kiefergelenks steht der Therapeut hinter dem sitzenden Patienten, der seinen Oberkörper und Kopf an den Therapeuten anlehnt. Der Therapeut legt nun seine Zeigefinger außen an den Kiefer und Ring- und Kleinfinger beider Hände außen an den Hals, ohne den Hals zu umgreifen. Die Mittelfinger liegen unter dem Kiefergelenk am Kieferbogen an.

Nun bittet er den Patienten den Mund zu öffnen, gibt behutsam Druck nach oben auf das Kiefergelenk und fordert ihn auf, den Mund langsam wieder zu schließen.

8 Therapeutische Besonderheiten

8.1 Behandlung von Kindern

Schulkinder können prinzipiell mit der Dorn-Therapie und der Breuß-Massage (s. S. 107ff.) behandelt werden. Die Ausführung sollte aber behutsamer sein als bei Erwachsenen.

Säuglinge und Kleinkinder sollten nur von sehr erfahrenen Therapeuten mit abgewandelten Mitteln der Dorn-Therapie behandelt werden, da große Sensibilität und Erfahrung notwendig sind, um Druck und Techniken angemessen zu dosieren.

Wenn das Kind schon selbst auf Anweisung mit den Beinen und Armen pendeln kann, wird die Behandlung wie beim Erwachsenen, aber wesentlich vorsichtiger ausgeführt. Anderenfalls bleibt es auf dem Arm der Mutter; die Pendelbewegung wird dann von der Mutter oder dem Therapeuten ausgeführt.

Der Vergleich der Beinlängen und die Korrektur erfolgen wie beim Erwachsenen. Hilfreich ist der Körperkontakt zur Mutter, damit sich das Kind nicht ängstigt. Das Kind kann gegebenenfalls mit einem Spielzeug abgelenkt werden, größere Kinder lassen sich auch in ein Gespräch verwickeln, sodass Diagnose und Behandlung eher „nebenher" ausgeführt werden können.

Zur Diagnose und Behandlung von Blockaden der Iliosakralgelenke und Beckenverwringungen kann die Mutter das Kind am Rumpf festhalten, und der Therapeut diagnostiziert wie beim Erwachsenen von hinten. Eine mögliche Fehlerquelle ist, dass das Kind nicht gerade gehalten wird und das Becken allein deswegen schief zu stehen scheint. Die Pendelbewegungen werden dann von Mutter oder Therapeut ausgeführt, je nachdem, wer gerade eine Hand frei hat.

Für eine andere Möglichkeit der Diagnose liegt das Kind auf dem Rücken und der Therapeut vergleicht die Höhen aller vier Darmbeinstachel miteinander.

Die Behandlung der Halswirbelsäule wird im Liegen durchgeführt. Der Kopf des Kindes liegt hierbei auch auf der Liege und nicht – wie beim Erwachsenen – auf den Oberschenkeln des Behandlers.

8.2 Behandlung von Patienten mit Prothesen

Patienten mit künstlichem Hüftgelenk sollten die „Hüftgelenkübung" (s. S. 127f.) nur selbst ausführen. Der Therapeut darf auf keinen Fall zusätzlichen Druck ausüben. Alle anderen Behandlungen können bei diesen Patienten normal ausgeführt werden.

Patienten mit Beinprothesen, die auf einem Bein stehen können, können normal behandelt werden.

8.3 Behandlung von Begleiterscheinungen

8.3.1 Muskelkater

Gelegentlich tritt nach der Behandlung Muskelkater auf. Dies verweist darauf, dass sich Fehlhaltungen ausgleichen.

Bei einem nach rechts verschobenen Wirbel war vor der Korrektur z. B. die rechte Haltemuskulatur leicht verkürzt, während die Muskelstränge auf der linken Seite dauerhaft gedehnt wurden. Die richtige, mittige Stellung des Wirbels dehnt also die verkürzte Muskulatur auf der einen Seite und verlangt der gedehnten Muskulatur auf der anderen Seite etwas mehr Haltearbeit ab. In ein bis zwei Tagen gewöhnt sich die Muskulatur an die „neue", richtige Belastung.

8.3.2 Schwindel

Die wiederholten Streichungen von unten nach oben während der Behandlung der Halswirbelsäule im Liegen können zu einer vorübergehenden energetischen Fülle im Kopf führen. Um diese auszugleichen, sollte sich der Patient vor dem Aufstehen zunächst nur aufsetzen und eine Weile sitzen bleiben. In dieser Zeit streicht der Therapeut einige Male ohne Druck mit der ganzen Hand von oben nach unten über den Nacken.

→ Auch kreislaufschwache Patienten sollten nach der Behandlung zunächst sitzen bleiben, damit der Kreislauf wieder von Entspannung auf Aktivität umstellt.

8.3.3 Kopfschmerzen

Kopfschmerzen nach der Behandlung der Halswirbelsäule sind harmlos und klingen ohne weitere Behandlung rasch ab. Unterstützend kann der Therapeut den Nacken ein paarmal von oben nach unten ausstreichen. Der Patient sollte außerdem ein Glas Wasser trinken.

Als vereinfachte **schulmedizinische Erklärung** ist festzuhalten, dass Wirbelblockaden und -fehlstellungen sowie Muskelverspannungen im Halsbereich den Querschnitt der Hirnarterien durch Druck von außen vermindern können. Dies führt zu einer minimal niedrigeren Sauerstoffzufuhr, an die sich der Organismus nach einiger Zeit anpasst. Die niedrigere Sauerstoffzufuhr wird zum subjektiven „Normalwert". Nach dem Beheben einer solchen Blockade fließt das Blut wieder ungehindert, und die Sensoren im Hirn melden eine – scheinbare – Sauerstoffüberversorgung. Nach kurzer Zeit sind die Sauerstoffsensoren aber wieder richtig geeicht, und das Wohlbefinden stellt sich wieder ein.

Nach Auffassung der **Traditionellen Chinesischen Medizin** entstehen Kopfschmerz und Schwindel nach der Behandlung der Halswirbelsäule aus einer Energiefülle im Kopf nach wiederholten Streichungen nach oben.

8.4 Tipps und Tricks

8.4.1 Vermeiden einer Überbehandlung

Die beiden häufigsten Gründe, wenn die Dorn-Therapie nicht angemessen wirkt, sind mangelhafte Technik und Überbehandlung.

Die sog. sanften Verfahren der Naturheilkunde, so auch die Dorn-Therapie, setzen Impulse, die nach der eigentlichen Behandlung weiterwirken. Die Arndt-Schulz-Regel „Schwache Reize fördern Lebensprozesse, mittlere Reize hemmen Lebensprozesse, starke Reize verhindern Lebensprozesse" gilt auch für die Dorn-Therapie: Zu starke oder zu lange Behandlung vermindert den Erfolg der Behandlung.

Die Behandlung eines Wirbels ist deshalb zu beenden, bevor der Patient ermüdet oder anfängt, sich – wieder – zu verspannen. Die Druckschmerzhaftigkeit der schmerzhaften Punkte sollte in einer Sitzung so weit verbessert werden, wie es der Patient toleriert. Erst in der nächsten Sitzung ist weiterzubehandeln.

→ Hartnäckige Blockaden lassen sich besser schrittweise in mehreren Sitzungen beheben als gewaltsam auf einmal.

8.4.2 Vorgehen bei „Hormonbuckel"

Häufig ist das Gewebe über dem Dornfortsatz des 1. Brustwirbels und des 7. Halswirbels verquollen. Dies macht es sehr schwer, diese beiden Wirbel zu behandeln. Es gibt mehrere Methoden, den sog. „Hormonbuckel" aufzulösen:

Variante 1: Der Therapeut streicht langsam unter kräftigem, gleichmäßigem Druck mit dem Handballen von oben nach unten über den Buckel, während der Patient mit beiden Armen pendelt. Dies wird ca. zehnmal wiederholt, bis das Gewebe deutlich weicher geworden ist.

Der Druck kann auch mit den Daumen auf die Dornfortsätze ausgeübt werden. Es bietet sich an, mit der Handfläche zu beginnen und anschließend mit den Daumen weiterzuarbeiten.

Variante 2: Zwei bis drei Moxakegel (Höhe ca. 4 cm, Durchmesser an der Basis 2–3 cm) werden auf der Mitte des Hormonbuckels abgebrannt, bis der Patient die Hitze deutlich wahrnimmt.

Abbrennen von Moxakegeln

Die vorher geformten Moxakegel, eine Schale mit Wasser und ein Feuerzeug werden bereitgelegt.

Der Moxakegel schwimmt einige Sekunden an der Wasseroberfläche. Dann wird die nun feuchte Unterseite kurz angewärmt, indem der Therapeut den Kegel auf die eigene Hand setzt.

Anschließend setzt er ihn auf die Mitte des Hormonbuckels, vergewissert sich, dass er gut auf der Haut haftet, und zündet das obere Ende mit einem Feuerzeug an. Sollte der Patient kein Hitzegefühl melden, ist der Kegel herunterzunehmen, wenn er maximal zu 2/3 abgebrannt ist.

Zum Herunternehmen und Löschen greift er den brennenden Kegel mit Daumen und Zeigefinger am unteren Ende und stülpt ihn kopfüber ins Wasserschälchen.

Zum direkten Abbrennen von Moxakraut auf der Haut sollte eine hochwertige Qualität ohne Ästchen und Blattteile verwendet werden, die als „Japanische Qualität" im Akupunkturfachhandel erhältlich ist.

8.4.3 Vorgehen bei hartnäckigen Wirbelblockaden

Der Druck auf den Dornfortsatz wird erhöht, während der Patient ausatmet. Gegebenenfalls kann der Patient auch bewusst ein- und ausatmen, wobei die Betonung auf der Ausatmung liegen sollte.

Der Therapeut sollte bei der Druckerhöhung ausatmen.

Weiterhin sollte er sich bei der Behandlung vorstellen, wie der Wirbel wieder in die richtige Position zurückgleitet.

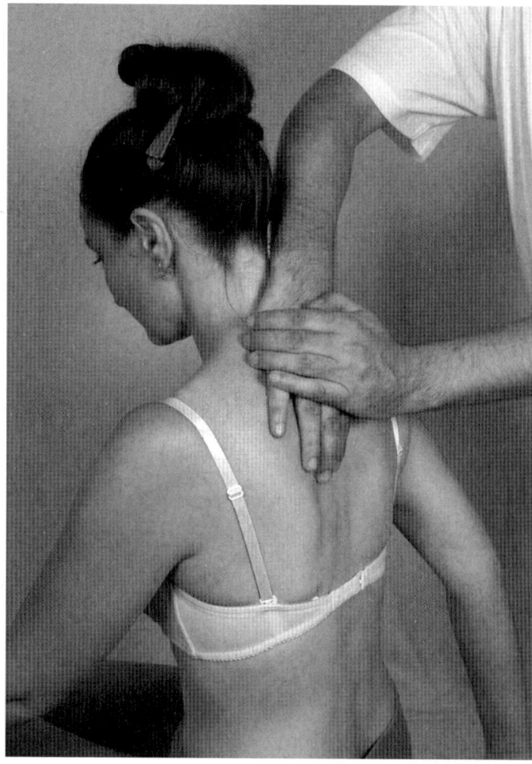

Abb. **8.1** Behandlung des Hormonbuckels.

Bei den häufig sehr hartnäckigen Blockaden **C7** und **Th1** streicht der Therapeut unter Druck über das umliegende Gewebe, wie oben beschrieben. Bei der Korrektur veranlasst er den Patienten, abwechselnd mit dem Arm zu pendeln und mit dem Kopf die „Nein-Bewegung" auszuführen. Beim Wechsel der Bewegung, der nahtlos erfolgen sollte, wird der Druck auf den Dornfortsatz erhöht.

8.4.4 Hinweise zu begleitenden Aktivitäten

Physiotherapie

Physiotherapie sollte nur dann parallel zur Dorn-Therapie durchgeführt werden, wenn sie keine ihr entgegengesetzten Impulse setzt. Der Therapeut sollte gegebenenfalls mit dem Physiotherapeuten das beste Vorgehen für den jeweiligen Patienten besprechen.

Häufig empfiehlt es sich, Physiotherapie und Dorn-Therapie gar nicht parallel, sondern nacheinander laufen zu lassen.

Freizeitsport

Die meisten Sportarten sollten für die Dauer der Dorn-Behandlung ausgesetzt werden. Vor allem Sportarten mit ruckartigen Bewegungen, z. B. Fußball, Tennis, Badminton, Handball, Hockey, aber auch Joggen und Tanzen sind zu vermeiden.

Problemlose Aktivitäten sind Radfahren, Wandern oder Spazierengehen, Taijiquan und Schwimmen.

Stretching und Yoga

Bei den meisten Stretchingübungen und vielen Yoga-Asanas wirken große Zug- und Scherkräfte auf die Gelenke. Daher sollten die Patienten während der Behandlungsphase auf Stretching und Yoga verzichten, um die Wirkung der Gelenkbehandlung nicht zu gefährden.

Die Breuß-Massage

9 Einführung

Bei der Breuß-Massage handelt es sich um eine energetisch-manuelle Rückenmassage, die sanft seelische und körperliche Verspannungen lösen kann. Die Wirbelsäule wird gestreckt und gestaute Energie wird wieder zum Fließen gebracht.

Häufig wird die Breuß-Massage in Kombination mit der Dorn-Therapie angewendet.

9.1 Wichtige Begriffe

9.1.1 Druck und Zug

Im Rahmen der Breuß-Massage werden diese Begriffe folgendermaßen verwendet:

- Druck ist die Kraft, die von oben nach unten (ventral) ausgeübt wird.
- Zug ist die Kraft, mit der die Wirbelsäule nach kaudal gestreckt wird.

Beide Kräfte werden bei der Breuß-Massage gleichzeitig verwendet: Ohne Druck kann kein Zug nach kaudal ausgeübt werden.

9.1.2 „Peitschenschlag"

Durch den wiederholten Zug nach kaudal entspannt sich die Rückenmuskulatur allmählich: Die Lendenlordose wird sichtbar flacher.

Der sog. Peitschenschlag entsteht, wenn der vom Patienten als sehr angenehm empfundene Zug plötzlich weggenommen wird. Um dies zu verhindern, sollten Druck und Zug am Ende der Streichung nur allmählich nachlassen, während die Hände vom Kreuzbein aus in einem Bogen über das obere Gesäß Richtung Flanken gleiten. Von dort aus gleiten sie unter kontinuierlichem Hautkontakt in die Position, von der aus die nächste Streichung beginnt.

9.2 Material

Benötigt werden Massageöl, Handtücher und Seidenpapier. Traditionell wird Johanniskrautöl verwendet; wenn dies nicht zur Verfügung steht, ist auch ein anderes pflanzliches Massageöl verwendbar. Von Produkten auf Mineralölbasis ist abzuraten, da diese nicht vollständig einziehen und einen klebrigen Film auf der Haut hinterlassen.

Das Seidenpapier für die Breuß-Massage hat eine raue und eine glatte Seite und ist in Bögen von ca. 25 × 75 cm erhältlich.

Erforderlich ist eine Massageliege, die entweder mit verstellbarem Kopfteil oder einem Nasenschlitz ausgerüstet sein sollte. Ein Kissen oder eine Halbrolle wird unter die Knöchel gelegt.

Für Patienten, die sich in Bauchlage nicht entspannen können oder Schmerzen haben, empfiehlt sich ein Rumpfkissen zur Entlastung.

10 Indikationen

Übersicht

- Entspannung vor der Dorn-Behandlung
- Stabilisierung des Ergebnisses nach der Dorn-Behandlung
- Bandscheibenvorfälle und -vorwölbungen im BWS- und LWS-Bereich
- Schmerzzustände der LWS
- Chronische Sympathikotonie und Vegetative Dystonie
- Unterstützung von geschwächten Patienten

10.1 Entspannung vor der Dorn-Behandlung

Meist empfiehlt sich die Breuß-Massage vor der Dorn-Behandlung. Sie entspannt nicht nur die Rückenmuskulatur, sondern wirkt auf den ganzen Organismus entspannend, sodass Wirbelblockaden anschließend leichter zu korrigieren sind.

10.2 Stabilisierung des Behandlungsergebnisses nach der Dorn-Behandlung

Die Anwendung der Breuß-Massage nach der Dorn-Behandlung stabilisiert die Wirbel in der „neuen“, d. h. korrigierten Stellung und lässt den Patienten die Praxis entspannt und energetisiert verlassen.

10.3 Bandscheibenvorfälle und -vorwölbungen im BWS- und LWS-Bereich

Eine besondere Stärke der Breuß-Massage ist die Behandlung von Bandscheibenvorfällen und -vorwölbungen. Hierbei haben sich eine tägliche Behandlung und die Verwendung von Johanniskrautöl bewährt, da dieses – stärker als andere Öle – nachweisbar tief in das Gewebe eindringt. Durch die Massage wird die Wirbelsäule sanft gestreckt, und die Bandscheiben werden dabei unterstützt, in ihre optimale Form zurückzukehren. Aufgrund ihrer Sanftheit ist die Breuß-Massage auch in Fällen anwendbar, in denen andere Verfahren zu schmerzhaft sind.

10.4 Weitere Schmerzzustände der LWS

Auch bei anderen Schmerzzuständen der LWS bringt die Breuß-Massage häufig rasche Linderung. Anders als bei klassischer Massage wird die Muskulatur durch die Breuß-Massage nicht weiter gereizt.

10.5 Chronische Sympathikotonie und Vegetative Dystonie

Die Breuß-Massage hat eine stark ausgleichende Wirkung auf das Nervensystem. Regelmäßig angewendet, kann sie Patienten helfen, aus dem Zustand ständiger Anspannung herauszufinden. Auch bei Vegetativer Dystonie unterstützt die Breuß-Massage das überreizte Nervensystem und hilft, wieder emotionale und mentale Reserven aufzubauen.

10.6 Unterstützung von geschwächten Patienten

Da die Breuß-Massage gleichzeitig energetisierend und entspannend wirkt, ist sie zur Unterstützung bei geschwächten und schwer kranken Patienten sehr gut geeignet. Selbst hat sie keine direkten Nebenwirkungen, aufgrund ihrer ausgleichenden Wirkung kann sie jedoch auftretende Nebenwirkungen einer starken Medikation lindern. Aus Sicht der TCM erklärt sich diese Wirkung durch die wiederholte sanfte Stimulierung des Blasenmeridians und der Zustimmungspunkte zu den Organen – eine Behandlung, die auf den gesamten Organismus wirkt, obwohl sie lokal durchgeführt wird.

11 Praxis

11.1 Vorbereitung

Öl, Seidenpapier und Handtuch werden in Reichweite gelegt.

Der Patient liegt mit nacktem Oberkörper entspannt und schmerzfrei auf dem Bauch. Die Arme liegen seitlich am Körper, die Handinnenflächen zeigen nach oben. Bei der Lagerung des Kopfes ist darauf zu achten, dass der Nacken gerade und entspannt ist. Die Füße werden etwas erhöht gelagert und die Beine leicht gespreizt. Das Gesäß sollte entspannt sein.

Ist die Bauchlage für den Patienten schmerzhaft, kann ein Rumpfkissen untergelegt werden. Auch andere Lagerungshilfen wie Halbrollen, Schaumstoffkeile oder -kissen können eingesetzt werden. Wichtig ist, dass der Patient bei der Massage entspannt, bequem und schmerzfrei liegt.

Das Gesäß des Patienten ist zur Hälfte unbedeckt. Es ist sinnvoll, den Hosen- oder Rockbund des Patienten mit einem eingesteckten Papiertuch vor Ölflecken zu schützen.

→ Therapeut und Patient sollten während der Massage Uhren oder Schmuck aus Metall ablegen.

11.2 Durchführung

11.2.1 Schmerzprobe

Vor der eigentlichen Massage stellt der Therapeut fest, ob der Patient die Berührungen am Rücken toleriert und wie fest die Massage sein darf. Dazu tastet er vorsichtig Becken, Kreuzbein und Lendenwirbelsäule ab. Bei Schmerzen nimmt er den Druck so lange zurück, bis die Berührung keine Schmerzen mehr verursacht.

11.2.2 Strecken

Als Rechtshänder steht der Therapeut rechts der Liege, der Kopf des Patienten liegt von ihm aus gesehen rechts.

Der Therapeut gibt einen Tropfen Massageöl auf das Steißbein. Der Handballen der – rechten – Massagehand wird etwa in Höhe des 3. Lendenwirbels auf die Lendenwirbelsäule gelegt. Die andere Hand wird zur Führung daraufgelegt (Abb. **11.1**).

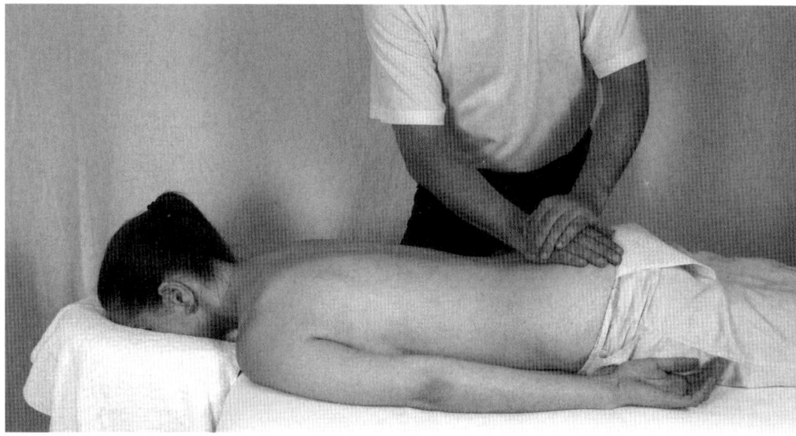

Abb. **11.1** Strecken

Von hier aus streicht der Therapeut über Kreuzbein und Steißbein bis zum unteren Gesäßanteil.

Der Zug ist am Ende nur langsam zurückzunehmen; die Hände müssen dann über die Flanken wieder nach oben geführt werden, um zur nächsten Ausgangsposition an der Wirbelsäule zu gelangen und den sog. Peitschenschlag zu vermeiden.

Dieser Streckvorgang ist ca. 5–10-mal zu wiederholen.

11.2.3 Strecken mittels Zangengriff

Der ganze Wirbelsäulenbereich wird reichlich eingeölt, damit die Hände leicht und ohne großen Widerstand über die Haut gleiten können.

Die Hände werden ungefähr in Höhe des 3. Lendenwirbels mit den Handrücken aufgelegt, sodass sie sich an den Kleinfingerseiten berühren (Abb. **11.2**). Beim Auseinanderschieben der Handkanten werden die Hände umgedreht. Während der gesamten Bewegung bleiben die Handkanten mit dem Rücken des Patienten in Kontakt und üben leichten Druck aus. Die Handflächen liegen nun flach auf, die Daumen nebeneinander (Abb. **11.3**).

Der Therapeut streicht nun auf der Wirbelsäule mit leichtem Druck auf den Handballen langsam gleichzeitig in Richtung Kopf und Gesäß.

Am Ende der Bewegung darf der Zug wiederum nur langsam zurückgenommen werden. Die Hände werden entlang der Körperseite zurück zum Ausgangspunkt geführt.

Die Streichung ist 10–15-mal zu wiederholen.

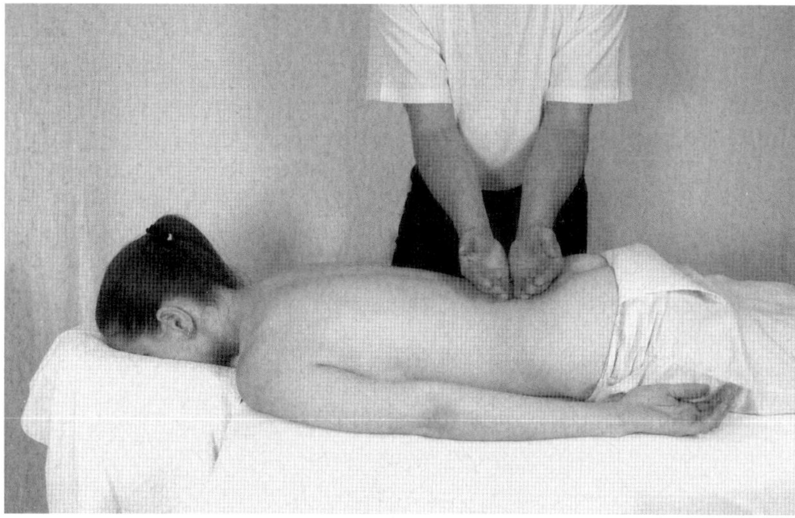

Abb. **11.2** Zangengriff (Anfang)

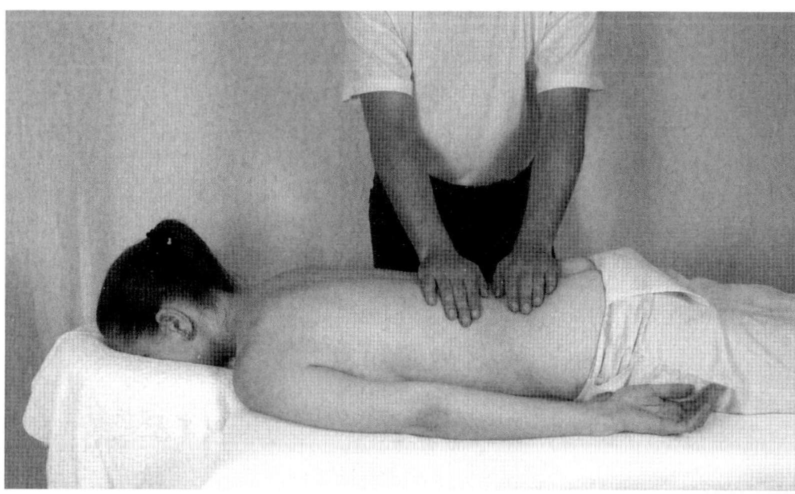

Abb. **11.3** Zangengriff (Fortsetzung)

11.2.4 Einrichten: Schritt 1

Der Therapeut steht entweder an der Seite der Behandlungsliege und wendet sich den Füßen des Patienten zu oder arbeitet vom Kopfende aus. In jedem Fall sollte er darauf achten, mit geradem Rücken zu arbeiten. Beim Arbeiten von der Seite aus geschieht dies am leichtesten in einer leichten Schrittstellung.

Zunächst wird noch einmal nachgeölt, falls dies notwendig ist.

Dann legt der Therapeut Zeige- und Mittelfinger der – bei Rechtshändern rechten – Massagehand rechts und links neben die Dornfortsätze der mittleren Lendenwirbelsäule. Die Finger zeigen zu den Füßen des Patienten. Die – linke – Führhand wird mit der Handkante ca. 1–2 cm quer vor die Massagehand gelegt (Abb. **11.4**).

Mit leichtem Druck streichen beide Hände von der Lendenwirbelsäule über das Kreuzbein bis zum Steißbein. Zeige- und Mittelfinger der Massagehand gleiten neben den Dornfortsätzen, Ringfinger und Daumen – wenn möglich – über den Blasenmeridian. Die Führhand drückt und schiebt mit, gleichzeitig verhindert sie ein Abgleiten (Abb. **11.5**, **11.6**).

Am Ende der Bewegung trennen sich die Hände und streichen über das Gesäß nach außen, über die Flanken nach oben und treffen sich wieder über der Wirbelsäule, diesmal etwas weiter kranial, etwa auf Höhe des 12. Brustwirbels.

Die Streichung bis über das Steißbein wird viermal wiederholt und jeweils etwas weiter kranial begonnen, sodass der Therapeut am Ende der fünften Streichung auf Höhe des 1. Brustwirbels beginnt. Von hier aus wird die Streichung 10–15-mal wiederholt.

11.2.5 Einrichten: Schritt 2

Der Therapeut steht seitlich der Liege in Beckenhöhe des Patienten mit Blick in Richtung Kopf des Patienten.

Er legt die Mittelfinger beider Hände in Höhe des 3. Lendenwirbels seitlich neben die Wirbelsäule. Die Zeigefinger liegen auf den Dornfortsät-

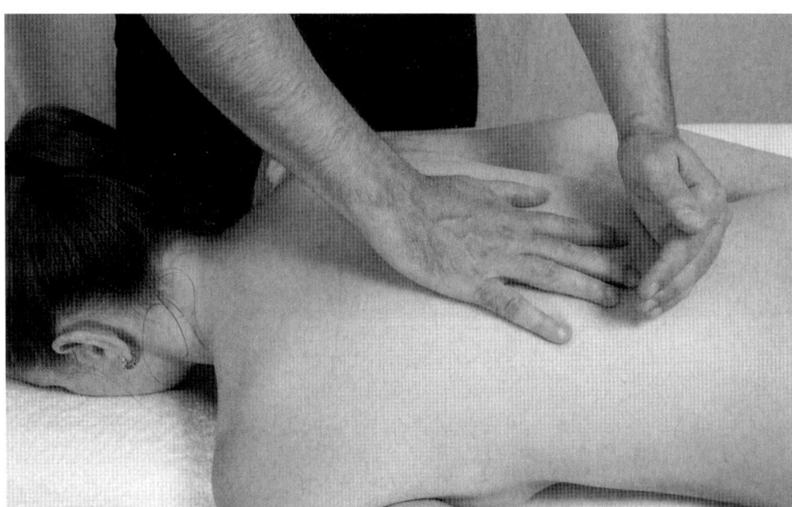

Abb. **11.4** Handhaltung beim Einrichten, Schritt 1.

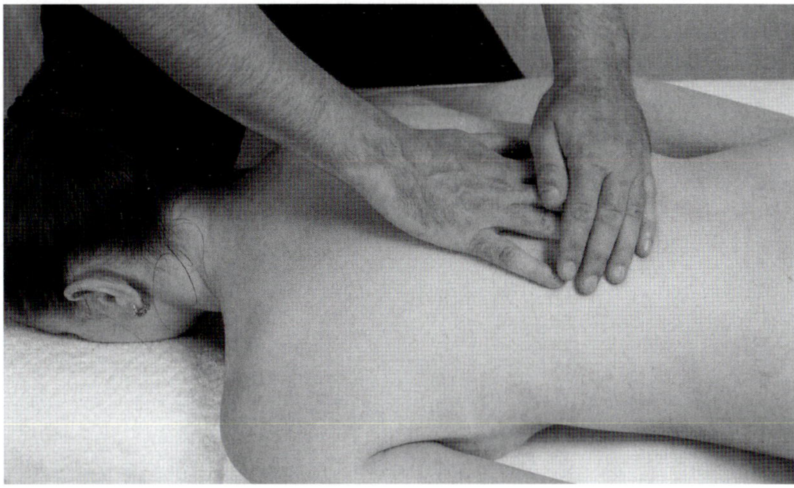

Abb. **11.5** Einrichten, Schritt 1

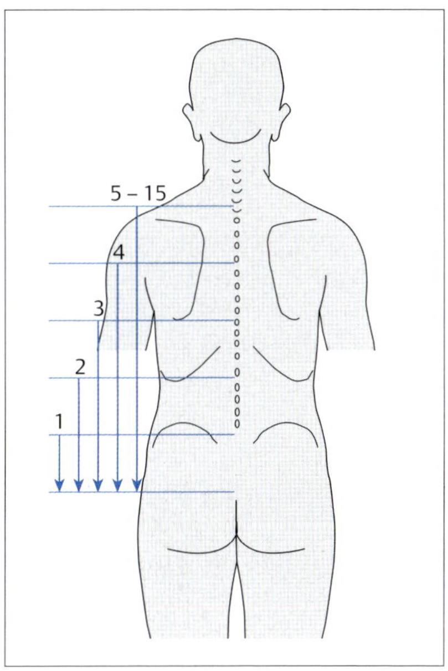

Abb. **11.6** Einrichten, Schritt 1

zen, ohne Druck auszuüben. Die Finger zeigen zum Kopf des Patienten (Abb. **11.7**).

Der Therapeut streicht mit leichtem Druck auf den Mittelfingern nach unten bis zum Beckenkamm. Wie bei Schritt 1 werden die Hände an der Seite des Körpers nach oben geführt.

Die drei folgenden Streichungen beginnen jeweils etwas weiter kranial, bis der Therapeut am Ende der vierten Streichung ungefähr auf Höhe der unteren Schulterblattkanten ankommt. Die darauf folgenden Strei-

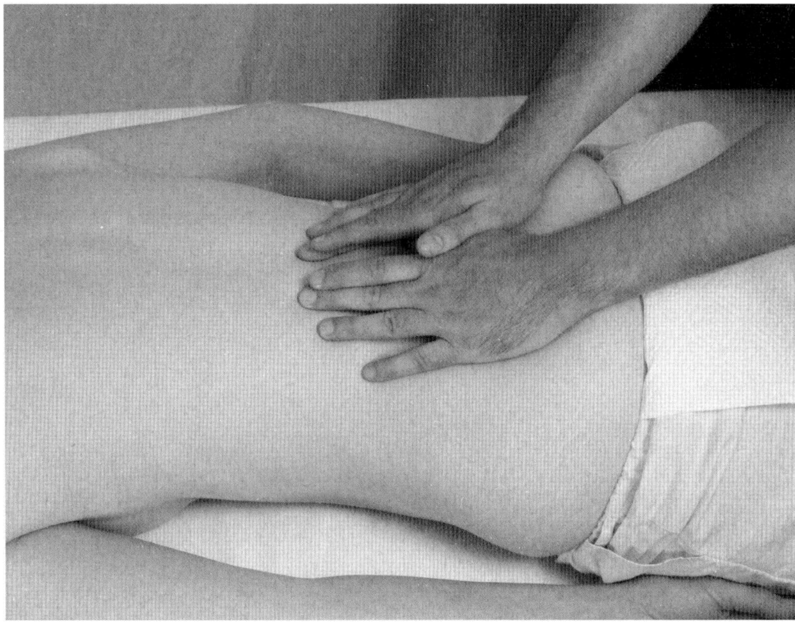

Abb. **11.7** Zangengriff (Anfang)

chungen gleichen Kreisen, d. h., der Therapeut streicht jeweils nur ca. zwei bis drei Wirbel weit nach unten und kehrt dann etwas weiter oben zur Mitte zurück, zum 7. Halswirbel. Von hier aus streicht er einmal die ganze Wirbelsäule entlang nach unten, um dort wieder mit den kreisförmigen Streichungen zu beginnen (Abb. **11.8**).

Dieser Schritt wird etwa 10-mal wiederholt.

11.2.6 Seidenpapier auflegen und ausstreichen

Der Rücken muss gut eingeölt sein, da das Seidenpapier sonst nicht haftet.

Das Seidenpapier wird mit der glatten Seite nach unten auf den Rücken gelegt (Abb. **11.9**).

Dann streicht der Therapeut mit den Fingerkuppen beider Hände mehrmals abwechselnd von oben nach unten bis über das Gesäß hinaus. Ist die eine Hand am Gesäß angekommen, beginnt die andere am Hals. Dies sollte in fließenden, rhythmischen Bewegungen ohne Unterbrechung geschehen.

Die Bewegung wird etwa 10-mal wiederholt. Dann streicht der Therapeut über Beine und Füße und schüttelt danach die Hände aus.

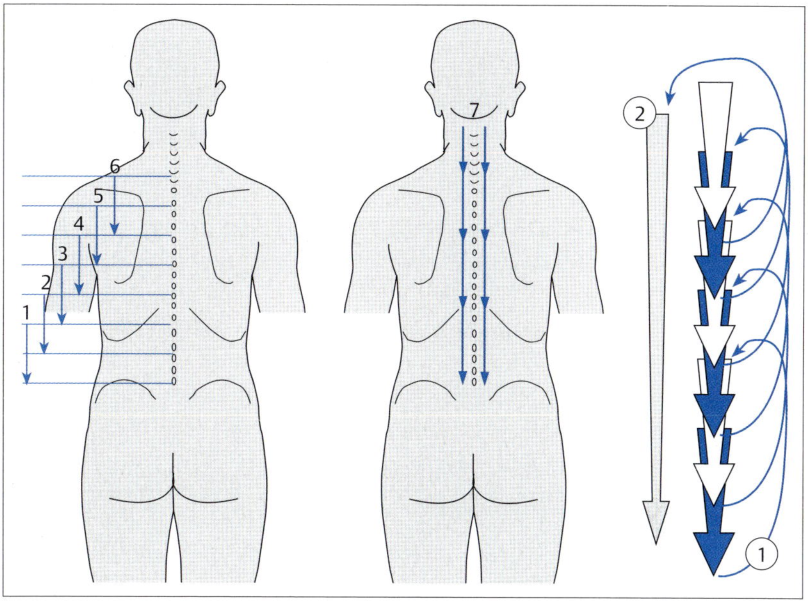

Abb. **11.8** Einrichten, Schritt 2.

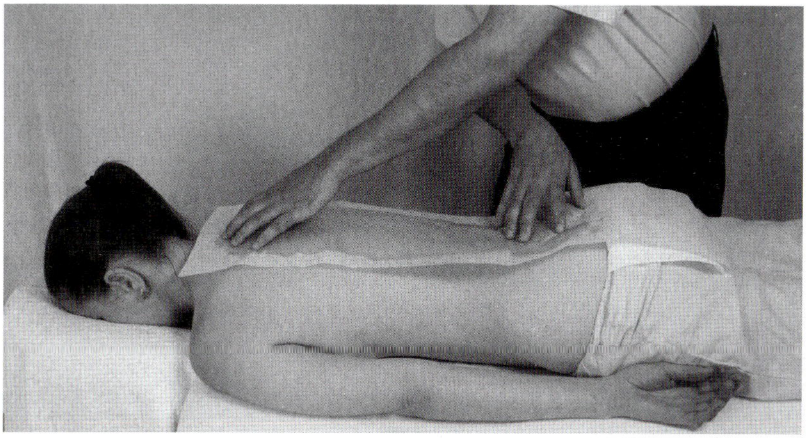

Abb. **11.9** Seidenpapier auflegen und ausstreichen.

Der Schritt wird einmal wiederholt, diesmal aber mit der ganzen Handfläche.

11.2.7 Handtuch auflegen und „magnetisieren“

Der Rücken des Patienten wird mit einem Handtuch bedeckt.

Der Therapeut legt die Hände leicht versetzt nebeneinander auf den unteren Rücken. Die Hände dürfen sich dabei nicht berühren. Sie bleiben ein bis zwei Minuten liegen.

Patient und Therapeut spüren beim Handauflegen (Magnetisieren) oft eine starke Wärmeentwicklung an den Stellen, die berührt werden.

Dieser Schritt wird einmal mit beiden Händen auf dem oberen Rücken wiederholt und einmal mit einer Hand auf dem oberen und einer Hand auf dem unteren Rücken.

Dann wird das Seidenpapier entfernt und der Schritt „Strecken“ wiederholt.

Danach wird der Patient zugedeckt. Er sollte dann noch einige Minuten ruhen.

11.3 Breuß-Massage vor oder nach der Dorn-Behandlung?

Die Breuß-Massage wirkt beruhigend, entspannend und leicht energetisierend.

Sie kann vor oder nach der Dorn-Behandlung durchgeführt werden.

Wird sie **vor** der Dorn-Behandlung beim ersten Behandlungstermin eines Patienten eingesetzt, entsteht so Vertrauen zwischen Patient und Behandler. Der Patient gewöhnt sich an die Art der Berührung und erfährt zunächst eine nicht schmerzhafte Behandlung.

Auch bei akuten Schmerzzuständen und starken An- bzw. Verspannungen sollte die Breuß-Massage **vor** der Behandlung durchgeführt werden. Wirbelblockaden lassen sich anschließend leichter und rascher beheben als ohne diese Vorbereitung.

Die Breuß-Massage **nach** der Dorn-Behandlung stabilisiert das Ergebnis und lässt den Patienten die Praxis sehr entspannt verlassen. Bei weniger akuten Fällen bietet sich dieses Vorgehen an.

→ Bei akuten Bandscheibenvorfällen, die nicht notfalltechnisch versorgt werden müssen, und bei sehr geschwächten Patienten kann es sinnvoll sein, nur die Breuß-Massage anzuwenden und die Dorn-Behandlung auf einen späteren Termin zu verschieben.

12 Hinweise zu weiteren Verfahren der Muskellockerung

12.1 Massage

Zur Vorbereitung und Muskellockerung dienen auch andere Massageformen. Mittels klassischer Massage, Bindegewebsmassage, Tuina, Hawaiianischer oder Thaimassage oder auch mit Massagegeräten kann der Therapeut dem Patienten zur Entspannung verhelfen. Wichtig ist, dass er mit der Methode vertraut ist und dem Patienten dabei ein Gefühl von Sicherheit vermittelt, da dies für die Entspannung mindestens genauso wichtig ist wie die Massagebehandlung selbst.

12.2 Wärme- und Kälteapplikation

12.2.1 Anwendung von Wärme

Die meisten Menschen empfinden Wärme als wohltuend. Viele Patienten sind so überzeugt davon, dass Wärme immer gut tut, dass sie bei Schmerzzuständen eine Wärmeapplikation nach der anderen anwenden, obwohl die Wärme ihnen keine Erleichterung bringt. Bei diesen Patienten ist ein Behandlungsversuch mit Kälte angezeigt.

Bei den anderen Patienten stehen zahlreiche Wärmeverfahren zur Auswahl.

Trockene Hitze ist am einfachsten anzuwenden:
Der Patient wird unter eine Infrarotlampe oder eine sog. Moxalampe gelegt. Heiße Kirschkernsäckchen, die auf den Rücken und auf die Fußsohlen gelegt werden, sind ebenfalls sinnvoll.

Feuchte Hitze ist etwas aufwendiger in der Anwendung:
Der Patient kann ein heißes Bad nehmen oder mit einer heißen Fangopackung ruhen, sofern die räumlichen und zeitlichen Möglichkeiten der Praxis dies zulassen.

Feuchte Hitze führt zu guter Gewebedurchblutung und aktiviert das parasympathische Nervensystem.

Eine einfache, sehr wirkungsvolle Anwendungsform von feuchter Hitze ist die **heiße Rolle** (Abb. **12.1**). Drei Handtücher werden unterschiedlich breit längs gefaltet, d.h. in etwa gedrittelt. Das schmalste Handtuch wird fest gerollt, sodass es die Form einer kleinen Walze aufweist. Das etwas breitere Handtuch wird fest darumgerollt, sodass es an einem Ende etwas übersteht, anschließend folgt das breiteste Handtuch. Dies ergibt eine Rolle mit einer Art Trichter an einem Ende, in den der Therapeut vorsichtig einen halben bis dreiviertel Liter heißes Wasser (ca. 60–75 °C) gießt.

Zur Behandlung wird die feuchte, noch sehr heiße Rolle wiederholt kurz auf den Rücken gedrückt. Ist sie ein wenig abgekühlt, kann man sie auch von oben nach unten über den Rücken rollen. Lässt die Hitzewirkung der Tücher nach, werden sie bei der Behandlung von außen nach innen abgerollt.

Die Wärme und der Druck verstärken die Durchblutung der behandelten Areale und senken die Muskelspannung. Reflektorisch wirkt dies auch auf die inneren Organe und führt zu psychischer Entspannung und Schmerzlinderung.

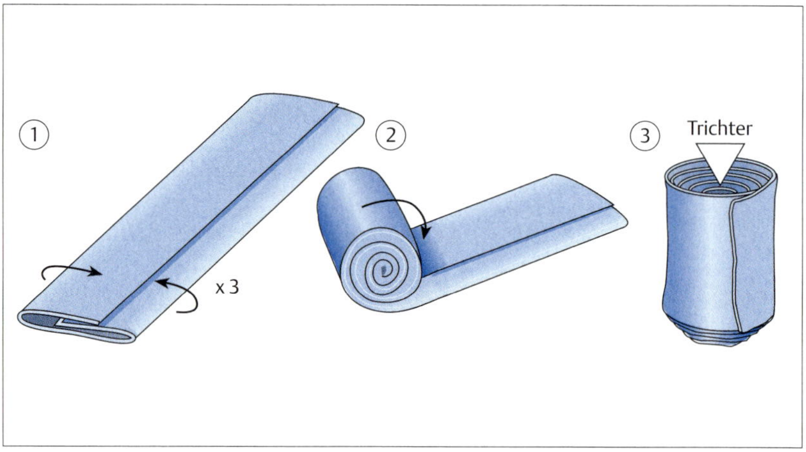

Abb. **12.1** Heiße Rolle

12.2.2 Wärme- und Kälteapplikation bei Schmerzen

Mit Wärme und Kälte wird Energie weder zugeführt noch entzogen, sondern lediglich umverteilt.

Behandlung bei Fülle und Leere

Die chinesische Medizin unterscheidet zwischen Fülle- und Leerezuständen. Diese Klassifikationen sind bei der Behandlung von Schmerzen wesentlich hilfreicher als die Begriffe „chronisch" und „akut" und implizieren konkrete Behandlungsstrategien:

Leerezustände erfordern die Verwendung von Wärme und reagieren positiv auf mechanische Reize. Wärmeanwendungen bewirken die Zusammenziehung von Energie aus den umliegenden Körpergebieten.
Leere wird mit Wärme behandelt.

Füllezustände werden mit kurzzeitigen Kältebehandlungen vermindert, da die Kälte zerstreuend wirkt. Sie verschlimmern sich bei Wärmeanwendungen und bei mechanischen Reizen. Massagen sind demnach bei Füllezuständen nicht sinnvoll.
Fülle wird mit Kälte behandelt.

Radloff empfiehlt die **probeweise Verwendung von Kälte oder Wärme** bei Schmerzen, um Füllezustände von Leerezuständen zu unterscheiden und die Behandlung einzuleiten (Radloff 2000, S. 45):

Faustregel:
Schmerz aufgrund eines Füllezustandes reduziert sich deutlich nach einer halben Minute Kälte. Vermindern sich dadurch die Beschwerden nicht, wird Wärme die gewünschte Erleichterung bringen! Für diesen Test haben sich im Handel erhältliche Kühlkissen bewährt. Ihre Verwendung muss auf maximal eine halbe Minute beschränkt bleiben. Bei längerer Anwendung würde eine unerwünschte Hyperämie des behandelten Gebietes folgen. Ein vorliegender Füllezustand würde dadurch verstärkt.

Die – theoretisch mögliche – umgekehrte Reihenfolge, also mit Wärme zu testen und ggf. mit Kälte nachzubehandeln, hat sich nicht bewährt.

Praktische Hinweise zur Kälteanwendung

Der Therapeut muss dem Patienten genau erklären, *wie* er kühlen soll.

Die Anwendung von Kälte ist stets bei Füllezuständen indiziert, d. h., wenn sich nach einer halben Minute Kälteanwendung der Schmerz deutlich gebessert hat. Das Kühlkissen wird dann ins Gefrierfach zurückgelegt. Die Anwendung darf erst dann wiederholt werden, wenn die Beschwerden erneut auftreten.

Auch die nachfolgenden Anwendungen dürfen jeweils eine halbe Minute nicht überschreiten, da der Körper sonst mit Mehrdurchblutung des gekühlten Bereichs reagiert. Dies entspräche einer indirekten Wärmezufuhr, die die Fülle und damit die Schmerzen wieder verschlimmern würde.

Bei richtiger Anwendung verlängern sich die schmerzfreien Intervalle zwischen den Anwendungen.

Ein Grund, warum so viele Patienten Kälteanwendungen ablehnen, ist vermutlich die „Dauerkühlung“, die durchgeführt wird, wenn man den Patienten anweist, sich mit Kälte zu behandeln. Sie ist nicht nur unangenehm, sondern schädlich.

Kalte Wickel stellen mildere Anwendungen von Kälte dar. Damit sie wärmeentziehend und nicht wärmebildend wirken, müssen sie in dem Augenblick ersetzt werden, wo sie beginnen, sich zu erwärmen. Kalte Wickel sollten nicht kälter als zimmerwarm angelegt werden.

Bei Entzündungszeichen (Röte, Wärme, Schwellung) und intakter Haut hat sich ein Wickel mit einem Brei aus zimmerwarmem Wasser und zermörserten oder gemahlenen Bockshornkleesamen bewährt. Er wird zimmerwarm angelegt und abgenommen, wenn er getrocknet ist.

Cave

→ Bei Personen mit einer echten Kälteallergie verbietet sich jede Kälteanwendung.
→ Sehr alte oder schwache Patienten sollten ebenfalls nicht mit Kälte behandelt werden, da sie den Wärmeverlust nur sehr langsam wieder ausgleichen können.

Hilfe zur Selbsthilfe

13 Patientenübungen

Die Selbsthilfeübungen gliedern sich in Übungen, die aufgrund der Diagnose täglich vom Patienten ausgeführt werden, und Übungen, die nur bei Bedarf gemacht werden sollen, z. B. wenn der Patient spürt, dass das Gelenk bzw. der Rückenbereich einen eingeschränkten Bewegungsradius hat oder andere Beschwerden verursacht, die nicht im Zusammenhang mit einem schweren Trauma stehen.

Der Therapeut sollte jedem Patienten die entsprechende Selbsthilfeübung für das jeweils blockierte Gelenk genau erläutern. Diese ist über einen Zeitraum von zwei bis drei Monaten täglich auszuführen, am besten direkt vor dem Schlafengehen.

Als Erinnerungshilfe dient die Visualisierung. Der in der *Ärzte Zeitung* vom 8. 6. 2004 publizierte Artikel „Visualisierung unterstützt die Compliance“ beschreibt diesbezügliche Erkenntnisse von Wissenschaftlern aus Bethesda, Maryland. Diese besagen, dass sich Patienten häufiger an die Einnahme ihrer Medikamente erinnern, wenn sie sich diesen Vorgang vorher vorgestellt haben. Dementsprechend erleichtert das vorherige Visualisieren der Art und Weise, in der man die Patientenübungen zu Hause durchführt, das abendliche Sicherinnern an die Übung.

Der Patient ist dazu anzuleiten, sich ein bis zwei Minuten lang vorzustellen, wie er abends im Bett vor dem Einschlafen die Hüftgelenkübung auf der vom Therapeuten verlangten Seite durchführt. Am besten funktioniert das, wenn er noch auf der Liege liegt und die Übung dabei durchführt.

Weiterhin sollte er sich das Aussteigen aus dem Auto nach einer langen Autofahrt vorstellen und vor dem Schließen der Autotür die „Hüftgelenkübung“ im Stehen durchführen.

Regelmäßig durchzuführende Übungen

13.1 „Hüftgelenkübung“

Die sog. Hüftgelenkübung wird **im Liegen** durchgeführt, am besten abends vor dem Schlafen.

Der Patient liegt auf dem Rücken. Er stellt den rechten Fuß so nah wie möglich am Gesäß auf. Er greift mit der rechten Hand unter den Übergang von Oberschenkel zu Gesäß und übt stetigen Zug nach oben – Richtung Kopf – aus, während er das Bein streckt und ablegt (s. Abb. **7.2**, **7.3**, S. 76f.).

Die Übung kann auch **im Stehen** ausgeführt werden, z. B. nach dem Autofahren. Dazu hält der Patient sich mit einer Hand fest und führt die

Übung ansonsten wie im Liegen aus: Er winkelt das Beim im Hüftgelenk an, greift mit einer Hand unter den Übergang von Oberschenkel zu Gesäß und übt stetigen Zug nach oben – Richtung Kopf – aus, während er das Bein streckt und schließlich wieder am Boden aufstellt.

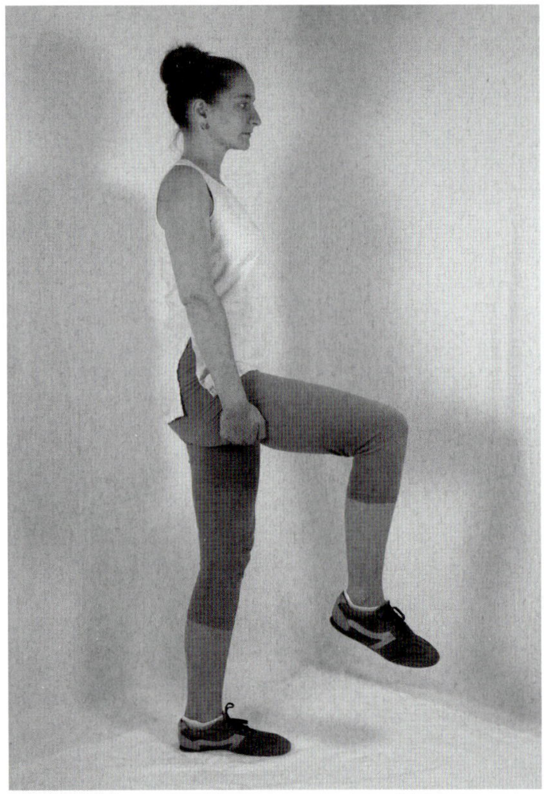

Abb. **13.1** „Hüftgelenkübung" im Stehen.

13.2 Selbstbehandlung von Kniegelenk und Sprunggelenk

Diese Übung wird im Stehen ausgeführt. Am einfachsten ist es, wenn das zu korrigierende Bein leicht erhöht auf einer Stufe oder einem Fußbänkchen steht. Das Hauptgewicht ruht auf dem Standbein.

Mit einer Hand drückt der Patient von oben auf das Knie des zu korrigierenden Beins, mit der anderen stabilisiert er das Kniegelenk in der Kniekehle. Nun streckt er unter Aufrechterhaltung des Drucks das Bein in Knie- und Sprunggelenk.

Steht keine Stufe zur Verfügung, kann der Patient sie auch mit gebeugtem Standbein ausführen, was älteren oder ungelenkigen Patienten allerdings schwerer fällt.

Cave Akute Rückenschmerzen können sich beim Ausführen der Übung ohne Stufe mitunter verstärken.

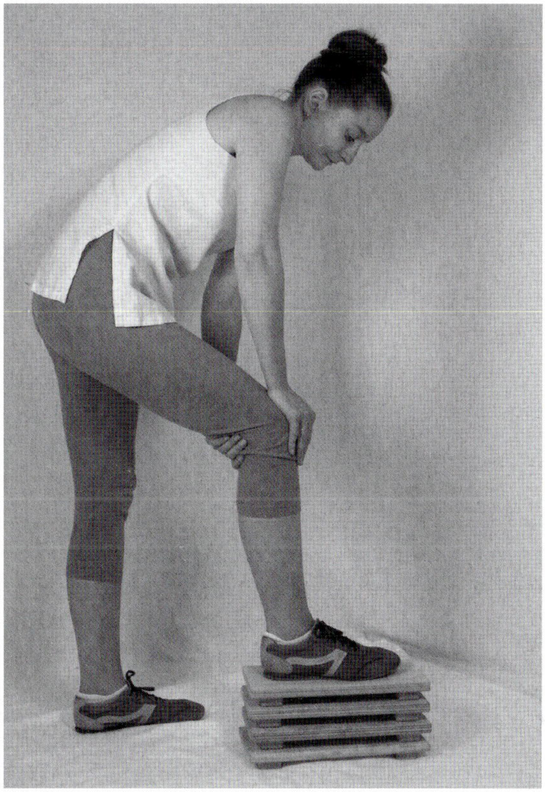

Abb. **13.2** Sprung- und Kniegelenkübung im Stehen.

■ Bei Bedarf durchzuführende Übungen

13.3 Selbstbehandlung leichter Blockaden der Halswirbelsäule

Der Patient legt die der schmerzhaften Seite gegenüberliegende Hand in die anatomisch gegebene Rille im Nacken. Während er den Kopf in einer kleinen „Nein-Bewegung“ hin und her dreht, drückt er mit den Fingerkuppen auf die schmerzhaften Muskelverhärtungen, gerade nach vorne.

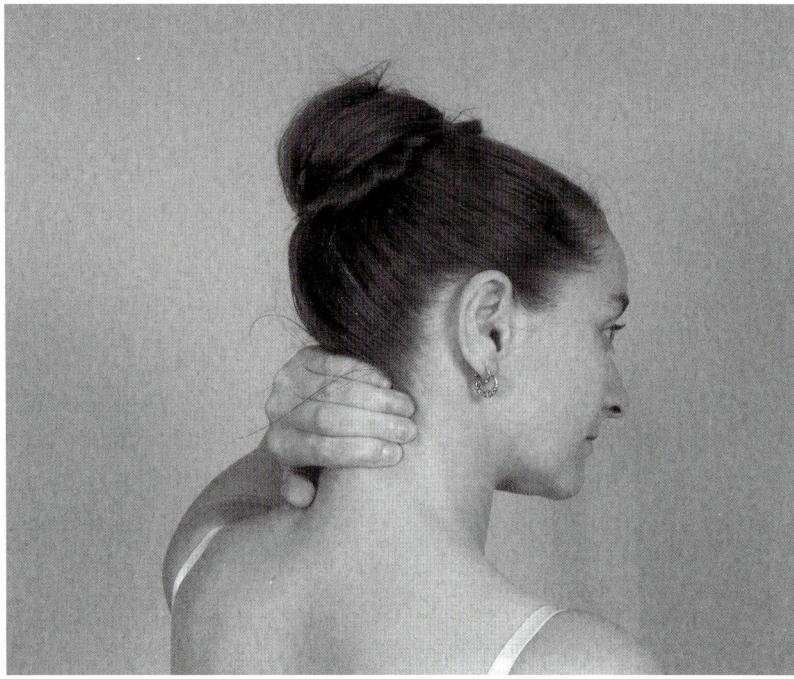

Abb. **13.3** Selbsthilfe bei leichten Blockaden der Halswirbelsäule.

13.4 Selbstbehandlung von Blockaden kleiner Gelenke (Handgelenk, Finger, Zehe)

Zur Behandlung der Blockaden kleiner Gelenke übt der Patient von beiden Seiten Druck auf das gebeugte Gelenk aus, während er es langsam streckt. Dies kann mehrmals wiederholt werden.

Beispiel am Zeigefinger:
Den Zeigefinger im ersten Gelenk um 90° zur Handfläche beugen, mit der anderen Hand Druck Richtung Gelenk ausüben und unter Aufrechterhalten des Drucks das Gelenk „gerade stellen“, also strecken.

14 Ergonomie im Alltag

14.1 Wie kann der Patient Wirbelblockaden verhindern?

> Patienten können eine Menge dafür tun, Wirbelblockaden zu verhindern. Jede aktive Verbesserung der Lebensqualität ist ein Puzzleteil, das die Fähigkeit des Organismus, sich selbst zu heilen, stärkt.

Je gesünder ein Organismus ist, desto mehr schädigende Einflüsse kann er kompensieren, ohne zu erkranken. Daraus ergibt sich die einfach auszusprechende, aber schwer zu befolgende **Grundregel** zur Erhaltung der Gesundheit: *Dinge unterlassen, die schaden, und Dinge tun, die das körperliche und seelische Wohlbefinden dauerhaft fördern.*

Folgende Umstände führen besonders häufig zur Entstehung von Wirbelblockaden:

- Mechanische Fehl- oder Überbelastung. Dazu gehören: Bagatelltraumen, Verletzungen, häufig eingenommene ungünstige Körperhaltungen, dauerhafte ungünstige Körperhaltungen (Schonhaltung, „schlechte Haltung").
- Strukturelle Gelenkveränderungen: Sie führen zur vermehrten Belastung umgebender Strukturen.
- Reflektorische Reize aus Organen aus demselben Segment. Sie führen zu verändertem Muskeltonus an der Haltemuskulatur.
- Stresssituationen

Am einfachsten vom Patienten selbst zu beeinflussende Elemente sind die Bewegungsgewohnheiten. Der erste Schritt zu ihrer Veränderung ist, sie bewusst zu machen. Einige Hinweise dazu sind im Folgenden aufgeführt.

Regelmäßige Bewegung, die dem Patienten Spaß macht, fördert die Beweglichkeit der Haltemuskulatur, baut die dynamische Muskulatur auf, steigert das Körpergefühl und verbessert die Stimmung. Kurz: Sie tut rundum gut. Aber auch typgerechte Ernährung, frische Luft, ein erfüllender Beruf, ein schönes Zuhause und ein positives soziales Umfeld tragen viel zur Gesundheit bei.

Die Patienten sind vielleicht nicht für alle ihre Lebensumstände verantwortlich, aber dafür, wie sie darauf reagieren. Und dafür, solche Umstände zu ändern, die sie ändern können.

14.2 Ersetzen schädlicher Gewohnheiten

Der Therapeut sollte mit dem Patienten die folgenden Punkte durchgehen und ihm so dabei helfen, schädliche Bewegungsgewohnheiten allmählich durch neue, unschädliche zu ersetzen.

14.2.1 Überschlagen der Beine

Das Überschlagen der Beine übt starken Druck und Zug auf die Beckenschaufeln und damit auf die Iliosakralgelenke aus, die der Wirkung der sog. „Hüftgelenkübung" (s. S. 127) genau entgegengesetzt sind. Die meisten Menschen, die ein Bein überschlagen, tun dies stets mit demselben Bein und zur selben Seite. Dies führt über kurz oder lang zu einer Beinlängendifferenz. Darüber hinaus vermindert sich der venöse Rückfluss zum Herzen, und das Risiko für Krampfadern steigt.

> Überkreuzen der Beine beim Sitzen übt starke Kräfte auf die Beckenschaufeln aus und führt zu Blockaden der Iliosakralgelenke und damit zu Beinlängendifferenzen.

Leider halten es viele Frauen immer noch für chic und elegant, im Sitzen ein Bein überzuschlagen. Verdeutlichen Sie Ihren Patientinnen, dass Sie in diesem Fall für die vermeintlich gute Meinung anderer Leute mit ihrer eigenen Gesundheit bezahlen.

Auch das Unterschlagen eines Beins, wobei ein Fuß beim Sitzen auf einem Stuhl oder Sessel wie beim Schneidersitz angezogen wird, übt starke Kräfte auf die Beckenschaufel aus und belastet die Iliosakralgelenke asymmetrisch.

Für die Dauer der Dorn-Behandlung sollten die Patienten ebenfalls nicht im Schneidersitz oder Lotussitz sitzen. Wenn sie meditieren, sollten sie dies auf einem Stuhl oder Sitzkissen sitzend tun.

14.2.2 Richtiges Sitzen

Eine „gute" Sitzhaltung entspricht den folgenden Kriterien:

- Das Becken ist aufgerichtet. Die Bauchorgane haben Platz, der Brustkorb und die Schultern „schweben" entspannt über dem Becken.
- Die Halswirbelsäule ist lang und gerade, der Kopf gerade oder minimal nach vorn geneigt.
- Die Lendenwirbelsäule ist leicht lordosiert.
- Das Gewicht ruht zu zwei Dritteln bis drei Vierteln auf den Sitzbeinen und zu einem Drittel bis einem Viertel auf den flach auf dem Boden stehenden Füßen.

Versucht man, auf all diese Dinge gleichzeitig zu achten, kommt es meist zu einer sehr verkrampften Sitzhaltung und einer flachen Atmung. Um dies zu verhindern, ist es sinnvoll, dem Patienten die folgende Anweisung zu geben: „Stellen Sie sich vor, dass Sie wie eine Marionette am Kopf aufgehängt sind, und zwar am Akupunkturpunkt Bai Hui. Dieser Punkt liegt auf der Mitte des Schädeldachs, wo sich eine vorgestellte Verbindungslinie der höchsten Punkte der Ohrmuscheln mit der Mittellinie kreuzt. Der Kopf schwebt also sozusagen, und der Körper hängt daran. Entspannen Sie die Schultern."

Das Bewegungsgedächtnis kommt in der Regel mit dieser Anleitung gut zurecht, denn die Sitzhaltung nähert sich – soweit momentan möglich – optimal der Geraden an und ist leichter und anmutiger als beim Aufbauen der Haltung „von unten“.

Eine weitere **Faustregel** lautet: *Gehen ist besser als Stehen, Stehen ist besser als Sitzen.* Grundsätzlich sollte das Sitzen regelmäßig unterbrochen werden: Wer einen sitzenden Beruf ausübt, sollte sich eine Liste von Tätigkeiten zusammenstellen, die er im Stehen ausführen kann, und diese Tätigkeiten so über den Tag verteilen, dass sich sitzende und stehende Tätigkeiten abwechseln. Manches Telefonat und manche E-Mail lassen sich auch durch einen persönlichen Besuch im Nachbarbüro ersetzen.

> Die wichtigsten Elemente für eine gute und dynamische Sitzhaltung sind passendes Mobiliar, eine kräftige Rückenmuskulatur und eine gute psychische Verfassung.

Für eine gute Sitzhaltung sind ein stabiler Stuhl in der richtigen Höhe und die angemessene Einrichtung des Arbeitsplatzes bezüglich Schreibtisch, Computer, Monitor und anderen Geräten unerlässlich. Ist beispielsweise die Tischplatte auf der falschen Höhe, kann selbst jemand, der gewohnheitsmäßig eine gute Sitzhaltung hat, diese kaum aufrechterhalten.

Folgende Einzelaspekte fördern eine gute Sitzhaltung:

- Eine nach vorn geneigte Sitzfläche hilft, das Becken beim Sitzen aufrecht zu halten. Dies kann durch eine verstellbare Sitzfläche, aber auch durch ein Keilkissen erreicht werden.
- Sitzt man vorn auf der Stuhlkante und stellt den Stuhl so hoch, dass der Winkel zwischen Oberschenkel und Boden 10–20° beträgt, fällt es leichter, gerade zu sitzen.
- Beim Anlehnen an die Lehne sollte die Lendenlordose aufrechterhalten werden. Eine Lumbalrolle oder eine ergonomisch geformte Rückenlehne leistet hier gute Dienste.
- Auf dem Sitzball verändert man seine Sitzhaltung leichter und öfter als auf einem Stuhl. Oft sind die Oberschenkel und der Bauchraum weiter geöffnet. Das verbessert die Durchblutung, vergrößert das Atemvolumen und verbessert gleichzeitig die Versorgung des Gehirns.
  Laut Hersteller sollte man ca. ein Drittel der sitzenden Zeit auf einem Sitzball verbringen, wenn kein Rückenschaden vorliegt. Leider benötigen Sitzbälle viel Platz.
  Wichtig: Ein Sitzball und ein Gymnastikball sind nicht dasselbe! Ein guter Sitzball darf nicht viel federn, der sog. Bouncing-Effekt muss gedämpft werden. Am besten geeignet sind Bälle aus dem Verbundmaterial Crylon.
- Ein Ballkissen rollt nicht weg, wenn man aufsteht. Die Sitzfläche bleibt warm. So verbindet es die Vorteile eines Stuhls mit denen eines Sitzballs. Er ermöglicht dynamisches Sitzen und kräftigt gleichzeitig die Bauch- und Rückenmuskulatur, da bereits die normalen Atembewegungen das Körpergleichgewicht verändern. Außerdem kann man auf

dem Ballkissen auch zwischendurch leicht Bewegungsübungen durchführen, ohne vom Stuhl aufzustehen – beispielsweise Beckenkreisen oder -kippen – und man kann es in der Schublade verschwinden lassen, wenn man es nicht benutzt.
Weisen Sie deutlich auf die muskelkräftigende Wirkung des Ballkissens hin: Wenn man anfangs zu lange darauf sitzt, gibt das heftigen Muskelkater.

- Gut angepasste „Kniestühle" führen zu einer guten Sitzhaltung und schaden den Knien nicht. Der Patient sollte sich in einem guten Geschäft beraten lassen. Seriöse Geschäfte nehmen einen Stuhl auch nach einer oder zwei Wochen zurück, wenn er nicht passt.
- Am besten ist es, die Sitzhaltung regelmäßig zu ändern.
- Auch die emotionale Verfassung beeinflusst die Körperhaltung (und umgekehrt).

14.2.3 Richtiges Stehen

Die kräftigsten Muskeln unseres Körpers sind die Oberschenkelmuskeln. Sie sollten möglichst viel der Haltearbeit beim Stehen übernehmen. Damit dies geschieht, dürfen die Beine nicht durchgedrückt sein. Beim Stehen mit geraden Beinen fällt es vielen Menschen schwer, das Becken aufrecht stehen zu lassen. Sie fallen ins Hohlkreuz oder verlagern ihr Gewicht größtenteils auf ein Bein und lassen die andere Beckenseite fallen.

Um rückengerecht und bequem zu stehen, ist die Anweisung hilfreich, die schon für das Sitzen verwendet wird:

> Das richtige Stehen fühlt sich so an, als ob man mit Kopf und Steißbein zwischen Himmel und Erde befestigt sei.

„Stellen Sie sich vor, dass Sie wie eine Marionette am Kopf aufgehängt sind, und zwar am Akupunkturpunkt Bai Hui. Der Kopf schwebt also sozusagen, und der Körper hängt daran. Entspannen Sie die Schultern."

Eine zweite Anweisung lautet:

„Lassen Sie das Steißbein nach unten hängen, als ob ein Gewicht daran hinge. Beugen Sie dazu ganz leicht die Beine und entspannen Sie den unteren Rücken und das Gesäß, so als ob Sie auf einem niedrigen Barhocker sitzen würden."

Anfangs ist es anstrengend, so zu stehen, aber die Oberschenkelmuskulatur passt sich rasch daran an. Bei Arbeiten, die im Stehen ausgeführt werden, sollen Ihre Patienten sich zunächst hinstellen wie oben beschrieben und erst dann mit der Arbeit anfangen.

Arbeiten, für die man etwas vorgebeugt stehen muss, wie z. B. Spülen, können auch in einer leichten Schrittstellung ausgeführt werden. Wenn die Unterschränke keine Schrittstellung zulassen, kann man beide Knie an die Unterschränke anlehnen und die Oberschenkel so entlasten.

Am leichtesten steht man, wenn man ein Bein leicht hochstellen kann, so wie an einem Kneipentresen. Beim Arbeiten an einem Stehpult kann man eine kleine Fußbank darunterstellen.

14.2.4 Richtiges Heben

Der Therapeut sollte sich vom Patienten zeigen lassen, wie er Lasten hochhebt. Heben mit verdrehtem Oberkörper oder „aus dem Kreuz", also mit gebeugter Lendenwirbelsäule, erhöht das Risiko für Wirbelsäulenschäden.

> Die Eselsbrücke („BRückKö") für das richtige Heben: Aus den Beinen, mit geradem Rücken, nah vor dem Körper.

Lasten sollten stets mit geradem Rücken, also unter Aufrechterhaltung der Lendenlordose und ohne Verdrehung des Oberkörpers, gehoben werden. Um nicht physiologische Belastungen während des Tragens von Lasten zu verhindern, sollten sie symmetrisch vor und so nah wie möglich am Körper getragen werden.

14.2.5 Angemessenes Schuhwerk

Das Tragen von engen Schuhen und von Schuhen mit hohen Absätzen ist nicht gesund. Die vermeintlich bessere Haltung und höhere Spannung muss der Körper einnehmen, um bei diesem Balanceakt nicht umzufallen. Sowohl die nicht physiologische Umverteilung der Spannungsverhältnisse als auch die notwendige Dauerspannung belasten den Körper. Das Tragen hochhackiger Schuhe bietet keinerlei Vorteile, sondern entspricht lediglich einem Modeideal.

Im Rahmen einer erfolgreichen Behandlung sollten Patientinnen das Tragen von hochhackigen Schuhen zumindest eine Zeit lang ganz vermeiden. Noch besser ist es natürlich, wenn sie es ganz sein lassen und sich bequeme Schuhe gönnen.

Für Frauen, die partout nicht auf das Tragen von hochhackigen Schuhen verzichten wollen, gilt – wie bereits oben erwähnt –, dass ein gesunder Organismus schädigende Einflüsse begrenzt kompensieren kann. Frauen sollten aber ihren Füßen mindestens die gleiche Zeit, die sie mit hochhackigen Schuhen laufen, in bequemen, flachen Schuhen oder barfuß gönnen. Auch ein Fußbad oder eine Fußmassage tun gut und fördern das Bewusstsein für den sorgfältigen Umgang mit sich selbst.

14.2.6 Einseitige Belastungen

> Einseitige Belastungen machen nicht jeden automatisch krank. Dennoch ist es besser, diese Belastungen zu ändern, bevor die Schwelle dessen, was der Körper ausgleichen kann, überschritten ist.

Wiederholte, starke oder dauerhafte asymmetrische Belastung kann zu Schmerzen am Bewegungsapparat führen, die lange über die eigentliche Belastung andauern. Der Therapeut sollte dem Patienten helfen, diese Bewegungen zu identifizieren und Wege zu finden, sie durch symmetrische, beidhändige Bewegungen zu ersetzen, in der Häufigkeit zu reduzieren oder eine Ausgleichsbewegung zu finden.

Beispiele für einseitige Belastungen:
- Tragen von Aktenkoffern oder Taschen immer auf der gleichen Seite
- Tragen von Taschen mit Schulterriemen oder Rucksack nur auf einer Schulter
- Tragen von kleinen Kindern auf dem Arm oder auf der Hüfte
- Mausbedienung am Computer
- viele Arten von Fließbandarbeit
- alle Sportarten, bei denen mit Schläger gespielt wird
- viele Musikinstrumente

14.2.7 Richtige Schlafposition

Eine gute Matratze und ein dazu passender Lattenrost sind wichtig für erholsamen Schlaf. Es ist Aufgabe des Therapeuten, dem Patienten zu erklären, dass es kurzsichtig ist, am Bett zu sparen, da guter Schlaf einer der wichtigsten Bestandteile der Gesundheitsvorsorge ist. Das Kopfkissen sollte die Halswirbelsäule in jeder Schlafposition stützen. Hierzu empfehlen sich orthopädische Schaumstoffkissen oder Dinkelspreukissen.

> Eine ungünstige Schlafposition und eine durchgelegene oder zu harte Matratze können Grund für hartnäckige Wirbelblockaden sein. Fragen Sie Ihre Patienten explizit danach!

Probleme mit der Halswirbelsäule oder den Schultern können sich durch das Schlafen auf dem Bauch verschlimmern. Der Kopf muss dabei zur Seite gedreht werden. Dies belastet die Halswirbelsäule während der Zeit, in der sie sich sonst entspannen könnte. Meist wird auch ein Arm nach oben gelegt und belastet so das Schultergelenk. Der Therapeut sollte den Patienten mit diesen Beschwerden davon überzeugen, zumindest beim Einschlafen auf dem Rücken oder auf der Seite zu liegen. Viele Menschen behaupten, auf dem Rücken nicht einschlafen zu können. Sie sollen es dennoch versuchen, da die Einschlafposition erfahrungsgemäß zum größten Teil Gewohnheitssache ist.

14.3 Hinweise zu häufigen Aktivitäten

14.3.1 Tragen von Aktenkoffern oder Taschen, Ziehen von Koffern mit Rollen

Wenn Taschen und Aktenkoffer sich nicht durch einen Rucksack ersetzen lassen, sollte die Trageseite regelmäßig gewechselt werden bzw. der Koffer abwechselnd mit der einen und anderen Hand gezogen werden. Anfangs wird die untrainierte Seite sich schwach und ungeschickt anfühlen. Die „neue" Anforderung verbessert mit der Zeit Koordination und Kraft auf dieser Seite.

14.3.2 Tragen von Säuglingen

Die meisten Säuglinge wollen ständig auf dem Arm sein. Die Erwachsenen tragen ihr Kind überwiegend immer auf derselben Seite und erledigen ihre Arbeiten mit der anderen Hand. Dies ist anstrengend und belastet die Wirbelsäule asymmetrisch; außerdem sind manche Arbeiten mit einer Hand auch einfach nicht zu schaffen.

> Ein Tragetuch ermöglicht den Körperkontakt zwischen Mutter oder Vater und Baby und lässt gleichzeitig die Hände frei.

Ein gutes Tragetuch erlaubt, das Baby vor dem Bauch oder auf dem Rücken zu tragen oder das Tragen auf der Hüfte zu unterstützen. Beide Hände sind dann frei, und das Kind ist – meistens – zufrieden. Tragetücher haben gegenüber speziellen Tragegestellen mehrere Vorteile: Sie schneiden an den Schultern nicht ein und müssen nicht ersetzt werden, wenn das Kind größer wird. Sie passen auch dem Partner, wenn er oder sie das Kind tragen will. Außerdem gibt es viele verschiedene Arten, das Tuch zu binden, dies variiert die Art der Belastung. Wenn das Baby von klein auf im Tragetuch getragen wird, passt sich die Muskulatur des Erwachsenen der mit dem Gewicht des Kindes steigenden Belastung an, und es gibt keinen Muskelkater.

14.3.3 Mausbedienung am Computer

Wer viel mit der Computermaus arbeitet, kennt wahrscheinlich die kalte „Maushand", einen verspannten Handrücken und verspannte Schultern. RSI (Repetitive Strain Injury), Karpaltunnelsyndrom und Sehnenscheidenentzündungen sind häufige Beschwerden von Computernutzern. Diese Beschwerden werden allesamt durch die eigenen Bewegungsgewohnheiten geschaffen und verschlimmert.

Um sie zu verhindern, müssen die Handgelenke bei der Bedienung von Tastatur und Maus so gerade wie möglich stehen, also weder nach oben oder unten noch seitwärts abgeknickt sein. Ob die Handballen stets aufliegen oder entspannt in der Luft schweben sollen, wird von der Fachwelt nicht einhellig beurteilt. Eine Handballenauflage aus Schaumstoff oder mit Gelfüllung hilft jedenfalls gut dabei, die Spannung in den Händen zu vermindern.

Gerade die Bedienung der Maus führt häufig zu Schmerzen an der Hand oder dem Arm. Die einzige Art, diese Schmerzen dauerhaft zu beheben, ist, ihre Ursache so weit wie möglich auszuschalten. Hierzu kann man ein anderes Zeigegerät anschaffen (Trackball, elektronisches Zeichenbrett oder digitaler Stift) oder Tastaturkombinationen erlernen. Tastaturkombinationen sind auf Dauer die bessere Lösung, weil auch bei den alternativen Zeigegeräten eine asymmetrische Sitzhaltung eingenommen wird.

Der Lernaufwand für Tastenkombinationen lohnt sich auch für Menschen, die (noch) keine Beschwerden haben: Mit ihnen sind viele Aufgaben am Computer wesentlich schneller zu lösen als mit der Maus; allein schon deshalb, weil die Hand nicht von der Tastatur genommen werden muss. Für die Aufgaben, die man normalerweise mit der Maus löst, wird die Tastenkombination gesucht und auf einen Post-it-Zettel geschrieben, den man direkt am Bildschirm befestigt. Nach fünf- bis zehnmaligem Anwenden „sitzen" die meisten Kombinationen.

Zehn-Finger-Blindschreiben vermindert das Risiko von überlastungsbedingten Beschwerden.

Im Übrigen lohnt es sich auf jeden Fall, Zehn-Finger-Blindschreiben zu lernen. Mit dieser Technik reduziert sich der Tastendruck fast automatisch auf das notwendige Minimum: Muskeln und Sehnen der Unterarme werden entlastet, da sie keine unnötigen Erschütterungen aushalten müssen. Zusätzlich wird in den Kursen üblicherweise auch die richtige Arm-, Hand- und Sitzhaltung unterrichtet.

14.3.4 Schreibtischarbeit

Häufig am Schreibtisch arbeitende Menschen benötigen eine Schreibtischplatte mit passender Höhe, um eine ungünstige Sitzhaltung zu vermeiden. Eine gute Höhe ergibt einen Winkel zwischen Ober- und Unterarmen von 90° oder mehr beim Auflegen der Unterarme auf den Schreibtisch. Ist dies nicht der Fall, kann man zunächst versuchen, die Höhe des Schreibtischstuhls zu verändern.

Wie bereits erwähnt, sind regelmäßiges Wechseln der Sitzposition und regelmäßiges Aufstehen wichtig.

Eine weitere – elegante – Lösung ist ein Stehpult. Besonders Lese- und Schreibarbeiten können gut im Stehen verrichtet werden. Besprechungen im kleinen Kreis können an Stehtischen durchgeführt werden, das macht sie häufig sogar effektiver: Durch die verstärkte Aktivierung des Gleichgewichtssinns ist man im Stehen nämlich messbar kreativer als im Sitzen.

Ein Stehpult bietet die Möglichkeit, einen Teil der Schreibtischarbeit im Stehen zu erledigen.

Dies bestätigt die Aussage des Orthopäden Dr. Dieter Jung, der seine chronischen Rückenschmerzen in den Griff bekommen hat, weil er einen Teil seiner Arbeit am Schreibtisch und den größeren Teil seiner Schreibarbeiten am Stehpult erledigt. Er berichtet: „Ich habe mich schon lange nicht mehr so wohl und entspannt bei der Arbeit gefühlt wie jetzt. Ich kann allen Kollegen nur empfehlen, sich ebenfalls für Alternativen zu ihrem derzeitigen Mobiliar zu interessieren" (nach Zieler, 2000).

14.3.5 Küchenarbeit

Die Arbeitsflächen in der Küche sollten sich in einer Höhe befinden, in der die Arbeiten am angenehmsten auszuführen sind. Eine zu niedrige Arbeitsplatte führt unweigerlich zu einer gebeugten Arbeitshaltung, eine zu hohe erschwert die Arbeit bzw. erhöht die Unfallgefahr.

Ideal sind Arbeitsflächen in unterschiedlichen Höhen, wenn verschieden große Personen die Küche häufig nutzen. Dies ist auch für unterschiedliche Arbeiten sinnvoll. Wer z. B. gern backt, kann sich das Teigkneten mit einer niedrigeren Arbeitsfläche oder einem stabilen Tisch wesentlich erleichtern.

14.3.6 Längere Autofahrten

Nach jeder längeren Autofahrt sollten die Patienten die Hüftgelenkübung im Stehen ein- bis zweimal durchführen (s. S. 128, Abb. **13.1**). Das gelingt am einfachsten, wenn sie sich bei geöffneter Tür am Autodach festhalten.

14.4 Allgemeine Hilfen für die Aneignung neuer Bewegungsmuster

Einigen Patienten mögen die folgenden Übungen und Erinnerungshilfen seltsam vorkommen. Sie erwarten sicherlich andere Vorschläge von einem Therapeuten, den sie mit Schmerzen des Bewegungsapparats aufsuchen. Aber sie funktionieren. Das beste Argument für das Ausprobieren von etwas Neuem ist: Wenn sich etwas ändern soll, muss man etwas anders machen als bisher.

14.4.1 Bedeutung der Zielvorstellung

Sind die Patienten über die gesundheitsschädigenden Auswirkungen ihrer schädlichen Bewegungsgewohnheiten informiert, wollen sie wissen, wie sie sich diese abgewöhnen können. Die Antwort ist: Abgewöhnen können sie sich diese kaum. Sie können sich aber neue Bewegungsmuster angewöhnen, die die alten ersetzen.

Dieser Unterschied ist enorm wichtig: Solange das gedankliche Ziel beim Problem liegt, ist es ungleich schwieriger, dieses zu überwinden, als wenn das gedachte Ziel in der Lösung besteht.

> Es ist leichter, sich eine neue Gewohnheit anzutrainieren als sich eine unerwünschte Gewohnheit abzugewöhnen.

Wenn in einem Beet nur das Unkraut ausgerissen, sonst aber nichts verändert wird, wird dort immer wieder Unkraut wachsen – es sei denn, es werden neue Pflanzen gesät, die dem Unkraut Platz und Sonnenlicht streitig machen.

Der Therapeut sollte dem Patienten helfen, die Lösung im Auge zu behalten. Er erarbeitet gemeinsam mit dem Patienten eine neue Bewegung, welche die alte in Zukunft ersetzen soll.

14.4.2 Gedankliche Vernetzung

> Gedankliche Querverbindungen und Vernetzung unterstützen den raschen Zugriff auf einen Gedächtnisinhalt.

Der Patient sollte die gerade neu erarbeitete Bewegung langsam mehrfach durchführen und mit allen Sinnen registrieren, wie sie sich anfühlt. Erfordert die Bewegung Geräte des Arbeitsplatzes, soll sie „trocken", wie eine Pantomime, durchgeführt werden.

Beispiel

Konkret kann dies so aussehen, dass ein Patient z.B. Kisten auf einen LKW auflädt. Er kann das rückengerechte Heben üben, indem er bei der Bewegung ein paarmal besonders auf seine Rückenhaltung achtet, dann auf die Aktion seiner Beine, seiner Schultern, seiner Arme und seine Kopfhaltung. Er benötigt Zeit, seine eigene Bewegung zu betrachten und „von innen" zu erfühlen – eventuell mit geschlossenen Augen. Der Sinneseindruck kann durch das Beschreiben verstärkt werden, wenn der Patient genau erzählt, welche Bewegungen er ausführt und wie.

Hat er ein Gefühl dafür, wie sich diese Bewegung anfühlt, sollte er sich die Situation vorstellen, in der er diese Bewegung am häufigsten ausführen wird, und zwar so detailliert wie möglich. Er soll quasi Filmregisseur spielen: Sein Film läuft vor dem inneren Auge ab.

Der Patient schaut sich so aus verschiedenen Blickwinkeln an, wie er die Kisten mit der eben geübten Bewegung auf den LKW lädt. Schließlich zoomt er immer weiter in die Szene hinein, bis er seinen Körper – in der Vorstellung – von innen wahrnimmt, wie er mit der richtigen Bewegung an seinem Arbeitsplatz seine Kisten auflädt.

14.4.3 Langsames Forschen und Experimentieren

> Die Erkenntnis, dass das Nervensystem effizientere Bewegungsmuster sofort abspeichert, wenn sie langsam ausgeführt und wahrgenommen werden, liegt dem Programm von Moshé Feldenkrais (s. S.144) zugrunde.

Das Nervensystem übernimmt bessere Bewegungsabläufe dauerhaft, wenn es die Zeit dazu bekommt, sie richtig wahrzunehmen.

Führt man eine Bewegungsaufgabe wie in Zeitlupe beobachtend durch, lernt man zunächst, wie man sich bewegt. Stellt man sich nun die Frage oder probiert mit langsamen Bewegungen ein paarmal, wie man diese Bewegungsaufgabe mit weniger Anstrengung lösen kann, speichert das Nervensystem die Lösung ab, die am wenigsten anstrengend und gleichzeitig am effektivsten war.

14.4.4 Weitere Gedächtnishilfen

Immer dann, wenn man sich an etwas erinnern will, macht man sich einen **Knoten ins Taschentuch**. Da Stofftaschentücher ziemlich aus der Mode gekommen sind, bietet es sich an, diese Gedächtnishilfe auf andere Dinge zu übertragen.

Der Trick besteht aus vier Bestandteilen:
- Die bewusste Assoziation von
- dem zu erinnernden Gedächtnisinhalt
- mit etwas Auffälligem,
- das man in der benötigten Situation sieht.

Beispiel

Der oben angeführte Patient könnte einen leuchtend roten Aufkleber auf sein Klemmbrett für die Lieferscheine kleben, anhand derer er die LKWs belädt. Er „programmiert" sich: Immer wenn ich diesen roten Leuchtpunkt wahrnehme, denke ich daran, die Kisten mit geradem Rücken zu heben. Er verändert die Erinnerungshilfe, sobald er merkt, dass er sich daran gewöhnt hat, sie ihm also nicht mehr auffällt.

Weitere Erinnerungsmöglichkeiten:
- Ein Post-it mit einem Erinnerungsstichwort dorthin kleben, wo man häufig hinschaut.
- Den Bildschirmschoner „Marquee" auf weniger als fünf Minuten zu stellen und dort einen Text hinterlegen. Er kann lauten: „Beide Füße auf den Boden stellen! Schultern locker lassen!"
- Einen Wecker oder eine Eieruhr auf stündlichen Alarm stellen. So erinnert man sich zumindest mehrfach am Tag an die neue Bewegung.
- Einen oder mehrere Kollegen um Unterstützung bitten. Sie sollen ein vereinbartes Stichwort zurufen, wenn sie sehen, dass man die alte Bewegung ausführt. Das Stichwort sollte nichts mit der Sache selbst zu tun haben. Die Unterstützung soll nur aus der Erinnerung an die neue Bewegungsgewohnheit bestehen, nicht aus zusätzlichen Vorwürfen oder Ungeduld.

14.4.5 Konstruktiver Umgang mit dem „Schon wieder falsch!"

Es dauert eine Weile, bis eine neue Bewegung zu einer gewohnten oder gar automatischen Bewegung wird. Der Weg dorthin besteht aus vielen Schritten. Jedes Mal, wenn man merkt, dass man die alte Bewegung ausgeführt hat, ist man einen Schritt näher daran, es in Zukunft richtig zu machen. Im Laufe der Zeit bemerkt man immer früher, wenn der Be-

> Der Therapeut sollte dem Patienten zu einem positiven Umgang mit „Rückfällen“ verhelfen.

wegungsablauf falsche Komponenten enthält, und kann ihn so durch neue ersetzen. Statt sich also darüber zu ärgern, es „schon wieder falsch“ gemacht zu haben, ist es viel effektiver – und stressfreier –, sich darüber zu freuen, dass man einen Schritt näher am „Vorher-Bemerken“ ist.

14.5 Argumentationshilfen für die ergonomische Einrichtung des Arbeitsplatzes

■ Gesetzliche Verpflichtung

Generell gilt: Der Arbeitgeber ist seinen Arbeitnehmern gegenüber verpflichtet, für angemessene Maßnahmen zur Vorbeugung von Schäden durch die Arbeit zu sorgen. Dazu gehört auch die Bereitstellung von geeignetem Mobiliar.

■ Das Wissen ist bereits bezahlt

Die Berufsgenossenschaften stellen das Wissen für die richtige Einrichtung des Arbeitsplatzes zur Verfügung. Mit den Beiträgen in die Unfallversicherung der Arbeitnehmer sind die Beratungskosten für gewöhnlich abgedeckt. Was viele Arbeitnehmer nicht wissen: Auch sie können sich an die für ihr Unternehmen zuständige Berufsgenossenschaft wenden, um an die benötigten Informationen zu kommen und ggf. Argumentationshilfen zu erhalten. Bereits die richtige Anordnung von vorhandenen Gegenständen kann die Arbeitsplatzergonomie verbessern und kostet nichts.

Um das Vertrauensverhältnis nicht zu belasten, sollten Arbeitnehmer mit ihrem Vorgesetzten besprechen, dass das Einschalten der Berufsgenossenschaft nicht dazu dient, den Arbeitgeber unter Druck zu setzen, sondern zukünftige Schäden zu vermeiden und die Produktivität zu verbessern. Warum sollte man Know-how, das bereits bezahlt ist, nicht nutzen?

Die Personalabteilung jedes Unternehmens kann den Kontakt zur branchenspezifischen Berufsgenossenschaft herstellen.

- Infoline der Berufsgenossenschaften: 01805/188 088

■ Fehlzeiten sind teurer als ergonomisches Mobiliar

Das Argument, das uneinsichtige Arbeitgeber fast immer überzeugt, ist Geld. Viele Arbeitgeber scheuen die Anschaffungskosten von ergonomischen Möbeln oder Arbeitsgeräten und übersehen dabei, dass die Krankheitskosten aufgrund von nicht ergonomischer Einrichtung ihr Unternehmen viel stärker belasten. Eine einfache Gegenüberstellung zeigt z. B., dass ein neuer Stuhl im Durchschnitt so viel kostet wie drei Tage Ausfall eines Mitarbeiters.

Noch nicht berücksichtigt in dieser Aufstellung sind die „weichen Werte“, die sich nicht so leicht in Zahlen fassen lassen. Stark vereinfacht lautet die Formel: Je wohler sich ein Angestellter während der Arbeit fühlt, umso besser ist seine Leistung.

Körperliche Verspannungen verbrauchen z. B. eine Menge Energie, die dann nicht für die Arbeit zur Verfügung steht:

- Sie vermindern die Reaktions- und Konzentrationsfähigkeit.
- Entstehende Schmerzen vermindern die Konzentrationsfähigkeit und die Fähigkeit zur Entspannung und Regeneration.
- Andere Körperbereiche müssen die verminderte Beweglichkeit der verspannten Segmente ausgleichen. Dies erfordert mehr „Rechenleistung“ vom Gehirn als natürliche, leichte Bewegung.
- Verspannungen des Schultergürtels vermindern die Blutzufuhr zum Gehirn.
- Verspannungen des Rückens und schlechte Haltung vermindern die Atemtiefe und damit die Sauerstoffversorgung des ganzen Körpers.

Auch das emotionale Wohlbefinden eines Mitarbeiters trägt zu seiner Leistungsfähigkeit und vor allem zu seinem Leistungswillen bei. Die Arbeitsatmosphäre und damit auch die Leistung sind in Unternehmen, die sich für die Belange ihrer Angestellten interessieren und darum kümmern, wesentlich besser als in Unternehmen, die dies nicht tun. Mitunter braucht der Arbeitgeber nur einen Hinweis darauf, wie er vorgehen kann.

Wenn alles nicht hilft

Wenn der Arbeitgeber überhaupt kein Einsehen hat, bleibt noch die Möglichkeit, die erforderlichen Möbel oder Arbeitsgeräte selbst anzuschaffen. Schließlich verbringt ein Mensch ungefähr 50 % seiner wachen Zeit im Rahmen seiner Arbeit und ist für sich und seine Gesundheit letztlich selbst verantwortlich.

Langfristig sollte sich ein Arbeitnehmer allerdings Gedanken machen, ob ein Arbeitgeber, der die Gesundheit seiner Angestellten derart aufs Spiel setzt, auf Dauer der Richtige für ihn ist.

15 Unterstützende Verfahren: Körperarbeit

Chronische oder rezidivierende Beschwerden können auf einen „unsachgemäßen" Gebrauch des Bewegungsapparats zurückgehen. Sie können aber auch dazu führen, dass der Patient sein Bewegungsrepertoire einschränkt, um Schmerzen zu vermeiden.

> Methoden, die die Selbstwahrnehmung fördern und Bewusstheit für Bewegungen vermitteln, eignen sich besonders gut, um ein neues Bewegungsrepertoire aufzubauen.

In beiden Fällen hilft es den Patienten, eine Methode zu erlernen, mit der sie ihre Bewegungen so gut wie möglich den Gegebenheiten ihres eigenen Körpers anpassen können. Die folgenden Methoden verbessern auch das Körpergefühl und die Wahrnehmung dafür, was leicht geht, was gut tut und wo Grenzen liegen. Das beugt Rückfällen wirksamer vor als das viel beschworene Krafttraining allein.

Die Aussage „Ein starker Rücken kennt keinen Schmerz" entspricht wohl eher einer Wunschvorstellung als einer Tatsache. Ein starker Rücken, der nicht weiß, *wie* er all seine über spezielle Maschinen antrainierten Muskeln benutzen soll, schmerzt nicht weniger als ein untrainierter.

15.1 Feldenkrais

„Wenn ich weiß, was ich tue, kann ich tun, was ich will."
(Moshé Feldenkrais)

Moshé Feldenkrais hat zwei Methoden entwickelt, bei der das Nervensystem neue, effizientere Bewegungsabläufe und Möglichkeiten der Körperorganisation lernt. Er machte die Beobachtung, dass diese neurologische Neuorganisation nicht durch dauernde Wiederholungen eingeübt werden muss, sondern dass effizientere – leichtere – Bewegungsabläufe automatisch gespeichert und bei Bedarf wieder abgerufen werden.

Im Folgenden wird die eindrucksvolle Beschreibung der beiden Methoden durch die Feldenkrais-Gilde Deutschland e. V. zitiert:

> Das Nervensystem wählt die einfachste Lösung.

Bewusstheit durch Bewegung findet in der Regel in einer Gruppe statt. Dabei wird eine Bewegung auf leichte und spielerische Weise mit verschiedenen, ungewohnten Variationen erforscht. Mal hebt und senkt man einen Arm, rollt sich vom Rücken auf die Seite oder öffnet auch nur den Mund, bewegt den Unterkiefer, nickt mit dem Kopf und wippt mit dem Becken dazu.

Geübt wird nicht die Bewegung an sich, sondern die Wahrnehmung: Wie mache ich diese Bewegung – wie schnell, wie langsam, mit welchem Kraftaufwand, wie harmonisch? Dabei wird Anstrengung reduziert und Koordination verbessert, neue Wege werden erforscht, und sogar zu langjährigen Gewohnheiten tauchen Alternativen auf.

Das Nervensystem nimmt feinste Unterschiede wahr und wählt, weil es einfach mehr Spaß macht, die einfachste, eleganteste, leichteste Lösung. Und die wird im Alltag wirksam.

Funktionale Integration wird in Einzelarbeit angewandt. Dabei liegt man (in bequemer Kleidung) auf einer niedrigen breiten Liege und wird durch sanfte, aber klare Berührungen bewegt. Mal wird der Kopf gerollt oder gehoben, mal ein Bein oder Arm gebeugt oder durch sanften Druck oder Zug an Verbindungen z.B. zwischen Becken und Brustkorb „erinnert". Die Einzelarbeit basiert auf den gleichen neurophysiologischen Zusammenhängen wie die Gruppenarbeit, ist jedoch individuell auf die speziellen Bedürfnisse des Lernenden ausgerichtet. Feldenkrais-Lehrer spüren unwillkürliche Muskelaktivität auf, die den Spielraum der Bewegung begrenzt. Die Aufforderung: „Entspannen Sie sich!" hilft hier nicht. Über Berührung und Bewegtwerden durch den Lehrer oder die Lehrerin wird Neues sinnlich wahrgenommen und kann dann ins Bewegungsrepertoire des Alltags aufgenommen werden. Selbst eingefleischte Verhaltensweisen lassen sich in neue Möglichkeiten verwandeln. Die Resultate sind oft eindrucksvolle und elementare Veränderungen.

Moshé Feldenkrais nannte das: „... das Unmögliche möglich, das Mögliche leicht und das Leichte elegant machen."

Weitere Informationen und eine Liste der Feldenkrais-Practitioner bietet die

- Feldenkrais-Gilde Deutschland e.V.
  Jägerwirtstraße 3, 81373 München
  Tel.: 089/52 31 01 71, Fax: 089/52 31 01 72
  E-Mail: gilde@feldenkrais.de
  http://www.feldenkrais.de

15.2 Qigong und Taijiquan

Auf die Frage, warum ein junger Mensch Taijiquan lernen solle, antwortete *Cheng Man Ch'ing*, einer der bedeutendsten Vertreter des Taijiquan im Westen: *„Damit er, wenn er endlich begriffen hat, worum es im Leben geht, noch genug Gesundheit hat, um es genießen zu können."*

Qigong (Ch'i Kung) und Taijiquan (T'ai Ch'i Chuan) sind Methoden zur Gesundheitspflege aus China. Da sowohl die Qigong- als auch die Taijiquan-Formen sehr langsam geübt werden, eignen sie sich auch für untrainierte, kranke und schwache Menschen.

Das Wort „Qigong" setzt sich aus zwei Bestandteilen zusammen: *Qi* kann als „Lebenskraft" interpretiert werden, *gong* bedeutet „beharrliches

Üben". Qigong-Übungen bestehen aus bestimmten Körperhaltungen und langsam durchgeführten, harmonischen Bewegungsabfolgen, Atemübungen und – je nach Lehrer – auch aus geistigen Übungen. Sie wirken entspannend, kräftigend, steigern Wohlbefinden, Abwehrkraft und die Selbstwahrnehmung.

Der Begriff „Taijiquan" setzt sich ebenfalls aus zwei Aspekten zusammen: *Taiji* umfasst „die äußersten Prinzipien", also in etwa „das große Ganze, bevor es sich in Yin und Yang aufgeteilt hat". *Quan* bedeutet Faustkampf-Kampfkunst. Die Taijiquan-Formen bestehen aus langsamen, fließenden Bewegungen, die ohne Unterbrechung ineinander übergehen und ohne Gegner geübt werden. Anfänger lernen meist die waffenlose Form, es gibt aber auch zahlreiche Formen, die mit traditionellen Waffen wie Schwert, Fächer oder Stock gelaufen werden. In Deutschland wird Taijiquan meist wegen seiner meditativen und gesundheitsfördernden Wirkung geübt. Es gibt mehrere große Stile des Taijiquan und weit über tausend Qigong-Formen.

Für die Suche nach einem Lehrer empfiehlt sich das Taijiquan- und Qigong Netzwerk Deutschland e. V., „ein Zusammenschluss von Taijiquan- und Qigong-Praktizierenden aus ganz Deutschland. Das Netzwerk ist keinem Stil oder Meister verpflichtet. Es fördert stil- und schulübergreifend die Vielfalt und Verbreitung des Taijiquan und Qigong als gesundheitsfördernden und persönlichkeitsbildenden Weg" (Zitat nach der unten genannten Webseite).

Auch Untrainierte können Qigong und Taijiquan ausüben und damit Ihre Beweglichkeit, Kraft und Gesundheit verbessern.

Taijiquan- und Qigong Netzwerk Deutschland e. V.
Oberkleener Str. 23, 35510 Ebersgöns
Tel.: 07 00/88 86 66 55, Fax 07 00/88 85 55 66
E-Mail: info@taijiquan-qigong.de
http://www.netzwerk.linc.de/

15.3 Alexander-Technik

„Es geht nicht darum, das Richtige zu tun, sondern das Falsche zu lassen, damit sich das Richtige von selbst tun kann."
(F. M. Alexander)

Die von Frederick Matthias Alexander entwickelte Technik hilft Menschen dabei, ungünstige Bewegungs- und Verhaltensmuster zu verändern, die zu Schmerzen oder verminderter Leistungsfähigkeit bei bestimmten Tätigkeiten führen.

Im Laufe seines Lebens entwickelt jeder Mensch Gewohnheiten, die sich für ihn vertraut und deshalb richtig anfühlen, ihn aber in seiner Bewegungs- und Ausdrucksfreiheit einschränken. Mithilfe der Alexander-

Technik lernt man, sich diese Gewohnheiten und Muster durch Innehalten bewusst zu machen, um sie anschließend ändern zu können.

> Die Alexander-Technik unterstützt die Änderung von Gewohnheiten.

Die Alexander-Technik wird im Einzelunterricht in Lektionen von 30–50 Minuten anhand von Alltagsbewegungen vermittelt. Der Lehrer ergänzt seine verbalen Erklärungen mit subtilen Berührungen, die dem Schüler dabei helfen, einen günstigeren Körpergebrauch zu erfahren. Nach ca. 30 Lektionen hat ein Schüler ein Erfahrungswissen aufgebaut, das ihn befähigt, die Prinzipien der Alexander-Technik in seinem Alltag anzuwenden.

Weitere Informationen:

- Gesellschaft der Lehrer/-innen der F. M. Alexander-Technik e. V.
  Postfach 53 12, 79020 Freiburg
  Tel./Fax: 0761/38 33 57
  E-Mail: kontakt@alexander-technik.info
  http://www.alexander-technik.org

15.4 Rolfing

„Wenn der Körper anfängt, so zu funktionieren, wie es seiner Natur entspricht, kann die Schwerkraft ihn durchströmen. Und wenn dies eingetreten ist, heilt er sich spontan selbst."
(Dr. Ida Rolf)

Strukturelle Integration oder *Rolfing* ist eine von Dr. Ida Rolf entwickelte manuelle Behandlungsmethode der Bindegewebsstrukturen. Ziel des Rolfing ist die Neustrukturierung der Körperausrichtung im Schwerkraftfeld der Erde, denn die Schwerkraft wirkt immer auf den menschlichen Organismus. Fehl- und Schonhaltungen werden durch die Schwerkraft verstärkt und führen zu Verspannungen und vermindertem Wohlbefinden sowie geringerer Leistungsfähigkeit. In einer Grundsequenz von zehn Behandlungen wird auf das Fasziennetz derart eingewirkt, dass sich der Körperbau neu strukturiert und dem Patienten somit effektivere – sprich: leichtere und anmutigere – Bewegungsmuster zur Verfügung stehen.

> Beim Rolfing wird der Körper neu ausgerichtet.

Menschen, die „gerolft" worden sind, berichten von einem Körpergefühl von Vitalität und Leichtigkeit, stehen aufrechter und mit weniger Spannung, atmen tiefer und leichter und bewegen sich geschmeidiger als vorher.

Weitere Informationen:

- European Rolfing Association e. V.
  Nymphenburger Straße 86, 80636 München
  Tel.: 089/54 37 09 40, Fax: 089/54 37 09 42
  E-Mail: info@rolfing.org
  http://www.rolfing.org

15.5 Pilates

„Körperliche Fitness ist die erste Voraussetzung für das Glücklichsein." (Joseph Hubertus Pilates)

Im Vergleich zu den vorgenannten Methoden Feldenkrais, Taijiquan und Qigong ist Pilates ziemlich anstrengend und bietet mehr „action".

Pilates ist ein von Joseph Hubertus Pilates entwickeltes Ganzkörpertraining, das Elemente aus Yoga, Akrobatik und Ballett enthält. Ursprünglich wurde es zur Rehabilitation eingesetzt, später haben es vor allem Profisportler und Tänzer zur Vorbeugung von Verletzungen angewendet. Inzwischen ist Pilates auch im Freizeitsport breit vertreten, und viele Fitnessstudios bieten Pilates-Kurse an.

Bei regelmäßigem Training verbessern sich Körperwahrnehmung, Kraft, Haltung, Fitness, Beweglichkeit und Koordination, und die Atmung vertieft sich. Nach dem Pilates-Training verspürt man ein Gefühl von Kraft und Leichtigkeit. Weil die Übungen Dehnung und Kräftigung miteinander kombinieren, entwickeln sich schlanke, lange und kräftige Muskeln wie bei Balletttänzern.

Das Pilates-Training unterscheidet sich von anderen Kraft- und Gelenkigkeitsübungen durch die stete Einbeziehung des ganzen Körpers. Nie wird ein einzelner Körperteil trainiert, sondern immer der ganze Körper unter verschiedenen Aspekten. Besondere Aufmerksamkeit wird der „Kraftzentrale" des Körpers, dem sog. „Powerhouse" gewidmet. Dieses ist die Haltemuskulatur des Rumpfs, vor allem an Bauch, unterem Rücken und Po. Wenn der Rumpf durch muskuläre Anspannung stabil gehalten wird, erlaubt dies leichtgängige Bewegungen der Extremitäten. Auf Qualität bei der Ausführung der Übungen wird mehr Wert gelegt als auf häufige Wiederholungen. Dies schult gleichzeitig die Konzentration und das Gefühl für die Bewegung.

> Pilates verbindet körperliches Training mit Konzentration und verbessert Kraft, Beweglichkeit und Koordination.

Idealerweise sollen die sechs Prinzipien des Pilates, d. h. Kontrolle, Atmung, Präzision, flüssige Bewegung, Konzentration und Zentrierung, in jeder Übung jederzeit zum Ausdruck kommen.

Obwohl hier ein hoher Anspruch postuliert wird, ist Pilates auch für untrainierte und bisher noch unkoordinierte Menschen geeignet. Die Verletzungsgefahr ist praktisch gleich null und die Gelenkbelastung gering. Die Trainer korrigieren Haltungsfehler und geben Unterstützung bei der richtigen Ausführung.

Pilates-Training wird meist entweder als Einzelunterricht auf Geräten oder als Gruppentraining ohne Geräte („Mattentraining“) angeboten.

Weitere Informationen:
- Polestar Pilates Deutschland
  http://www.pilatespolestar.de
- Pilates Method Alliance
  http://www.pilatesmethodalliance.org (englische Webseite)
- The Pilates Studio
  http://www.pilates-studio.com (englische Webseite)

15.6 Wie kommt Bewegung ins Leben williger Sportmuffel

Alle Sportfanatiker können den folgenden Abschnitt getrost überspringen. Andere sollten weiterlesen.

Ist Ihnen schon einmal aufgefallen, dass viele Zeitschriftenartikel stillschweigend voraussetzen, dass es für uns Menschen nichts Schöneres gibt, als häufig, ausdauernd und mit wachsender Begeisterung ausgerechnet der in diesem Artikel erwähnten Sportart zu frönen? Die Wirklichkeit sieht für viele von uns ganz anders aus: Wir haben das Gefühl, wir „müssen“ uns mehr bewegen, aber schaffen es nicht, dieses Mehr auch in den Alltag einzubauen.

Die folgenden Strategien können Patienten und Therapeuten dabei helfen, sich regelmäßig zu bewegen, auch wenn sie keine begeisterten Sportler sind. Es sind keine Patentrezepte, sondern Werkzeuge, die das Umsetzen der guten Vorsätze erleichtern.

Bleibense Mensch – oder: realistische Zielvorstellungen und Kompromisse

Gestalten Sie Ihre guten Vorsätze realistisch, und legen Sie die Latte nicht zu hoch. Das Vorhaben, ab sofort jeden Tag joggen zu gehen, ist für die meisten von uns kaum durchzuhalten. Das Ziel, zwei- oder dreimal pro Woche 20 Minuten ins Schnaufen und Schwitzen zu kommen, lässt sich viel eher umsetzen. Das geht sogar mit einem Hausputz im Schnelldurchgang.

> Kleinere Ziele sind leichter erreichbar als große, von deren Erreichbarkeit man ohnehin nicht überzeugt ist.

Zielen Sie lieber auf realistische 10 Minuten Bewegung, die Sie auch durchführen, als dass Sie bei 30 geplanten Minuten lieber gar nicht anfangen.

- **Der Wurm muss dem Fisch schmecken, nicht dem Angler – oder: Spaß motiviert leichter als Vernunft**

  Finden Sie eine Art der Bewegung, an der Sie prinzipiell Spaß haben. Denn selbst wenn es anfangs Spaß macht, endlich (wieder) in Bewegung zu sein, kommt irgendwann die Zeit, wo Sie keine Lust dazu haben. Dann ist eine „gesunde“ Sportart, an der Sie keine Freude haben, quasi Vergangenheit.

  Wenn die besonders von Orthopäden gern empfohlenen Sportarten Radfahren, Wandern und Schwimmen keinen Spaß machen, wird es schwer sein, sich selbst davon zu überzeugen, wie gut sie einem tun werden.

  Wie wäre es mit einer ungewöhnlichen Sportart? Klettern an der Kletterwand, Reiten, Voltigieren, Paddeln, Einradfahren oder Jonglieren ziehen oft zu gleichen Teilen ungewöhnliche Menschen und „ganz Normale“ an. Das kann an sich schon spannend sein.

  Alternativ dazu können Sie den Druck, an einer „langweiligen“ Sportart Spaß haben zu müssen, aber auch weglassen. Sozusagen: Ich muss keinen Spaß daran haben, ich muss es nur tun. Mitunter findet man dabei sogar, ohne dass man darauf abzielt, doch Spaß daran. Die Anfangshürde ist aber höher.

- **Polonaise Blankenese – oder Gruppendynamik**

  Wenn Sie sich schlicht nicht gern bewegen, kann es helfen, den sozialen Aspekt in den Vordergrund zu stellen. Ist es Ihnen nicht so wichtig, *wie* Sie sich bewegen, hilft die Frage *mit wem* (in einer großen oder einer kleinen Gruppe, mit der besten Freundin, nur mit Frauen, nur mit Männern ...) oder *wo* (im Wald, im Gebirge, am Wasser, in einer Turnhalle, vor dem Fernseher ...) Ihnen vielleicht dabei weiter, eine Tätigkeit zu finden, mit der Sie wieder in Bewegung kommen.

> Wenn Bewegung allein kein erreichbares Ziel bietet, kann es helfen, andere Dinge zur Hauptsache zu machen und die Bewegung zur Begleiterscheinung.

  Die Unterstützung einer Gruppe von Gleichgesinnten hilft auch dabei, die gewählte Bewegungsart regelmäßig auszuüben und beizubehalten. Das kann die Sportgruppe selbst sein oder auch ein Forum im Internet, wo Sie sich mit Gleichgesinnten austauschen.

  Gärtnern, Heimwerken, Fotoausflüge oder Tierpflege sind keine Sportarten im herkömmlichen Sinne, aber auch dabei können Sie in Bewegung kommen.

- **Wer sich selbst eine Grube gräbt, weiß, wo sie ist – oder: barrierebezogene Strategieplanung**

  Die Psychologen der FU Berlin haben eine Methode entwickelt, mit der sich Verhaltensvorsätze besser dauerhaft umsetzen lassen. Die barrierebezogene Strategieplanung geht davon aus, dass es einfacher ist, einen Verhaltensvorsatz umzusetzen, wenn man sich vorher überlegt, was man macht, sollte etwas dazwischenkommen.

Man stellt sich Ereignisse vor, die ein geplantes Vorhaben – hier den Sport – verhindern können, und entwirft im Voraus eine Strategie, wie man sein Vorhaben trotz des Hindernisses umsetzen kann, sozusagen einen Plan B. Tritt die Situation dann ein, hat man bereits eine Lösung zur Hand und kann dementsprechend handeln.

> Grundprinzip der barrierebezogenen Strategieplanung: Ein Hindernis ist leichter zu überwinden, wenn man sich vorher klar macht, wo es steht und wie es aussieht.

Wichtig ist, diese Planung in einer ruhigen Situation auszuarbeiten, damit in der Stresssituation, in der das Denken ohnehin nicht besonders gut klappt, die Lösung nur abgerufen werden muss.

Beispiele:

- Was mache ich, wenn ich einfach keine Lust habe, joggen zu gehen? – Dann mache ich meine Lieblingsmusik laut an und tanze eine Viertelstunde dazu.
- Was mache ich, wenn's regnet? – Dann gehe ich schwimmen.
- Und wenn ich lieber ins Kino gehen will? – Dann fahre ich mit dem Rad in die Stadt.

Das Trägheitsgesetz als Verbündeter – oder: anfangen und dann weitersehen

Das physikalische Trägheitsgesetz besagt, dass ein bewegter Körper dazu tendiert, in Bewegung zu bleiben. Es ist beispielsweise ziemlich schwierig, ein Auto anzuschieben, aber relativ leicht, es am Rollen zu halten.

> Wenn man mit einer Sache erst einmal angefangen hat, klappt es leichter mit dem Weitermachen.

Genauso ist es mit dem Sport: Das Schwierigste ist meist das Anfangen. Wenn man erst einmal geschafft hat, die Sportsachen anzuziehen und nach draußen zu gehen, dann geht es meist auch weiter. Dieses Wissen können Sie sich zunutze machen, wenn Sie sich nicht richtig zum Sport aufraffen können: Verpflichten Sie sich selbst gegenüber nur dazu, den ersten Schritt zu tun, z. B. die Sporttasche zu packen oder die Sportsachen anzuziehen. Wenn Sie dann noch Lust haben weiterzumachen (und nur dann!), gehen Sie den nächsten kleinen Schritt an, fahren also z. B. zum Sportstudio oder gehen bis zur Straßenecke. Wenn Sie dann noch Lust haben, geht's weiter.

Seien Sie sich selbst gegenüber ehrlich, wenn Sie *wirklich* keine Lust haben, und zwingen Sie sich dann nicht. Sonst funktioniert es beim nächsten Mal nicht, weil Sie sich die Sache mit dem ersten Schritt nicht mehr glauben.

Zuckerbrot und Peitsche – oder: Belohnungen und Selbstdisziplin

Wer etwas Besonderes vollbringt, verdient auch eine Belohnung. Wenn Sie sich zur Bewegung aufraffen, ist das eine besondere Leistung. Versprechen Sie sich eine Belohnung am Ende der Woche, also etwas, das Sie sich sonst *nicht* gönnen würden, wenn Sie Ihr Bewegungsziel erreicht haben. Allerdings funktioniert das nur, wenn Sie sich selbst nicht betrügen.

Wenn die Unlust sich auch mit Tricks überwinden lässt, können Sie als Erwachsener auch von sich verlangen, eben ohne Spaß zu einer bestimmten Uhrzeit anzufangen. Das funktioniert wie ein Zahnarzttermin: Lust darauf ist nicht nötig, und hinterher ist man froh, es getan zu haben. Im Gegensatz zum Zahnarzttermin kommt der Spaß aber meist doch mit der Bewegung. Aber darauf kam es dann ja nicht mehr an, oder?

Bewegungstagebuch

Eine weitere Motivationsmöglichkeit bietet ein Bewegungstagebuch, in das Sie sowohl Ihre Bewegungsziele für die Woche als auch die tatsächlich vollbrachte Bewegung eintragen.

Ein geeignetes Formular zum Ausdrucken und Ausfüllen bietet die Deutsche Schmerzliga e. V. auf ihrer Internetseite im Bereich „Publikationen“:

- http://www.schmerzliga.de

Anhang

Dokumentation in der Patientenakte (Kopiervorlage)

Name: ______________________ Datum: __________

Hauptbeschwerde: ______________________________

Differenz zum jeweils anderen Bein nach der diagnostischen Behandlung von:

1. Hüftgelenk	rechts: ___ mm	links: ___ mm
2. Kniegelenk	rechts: ___ mm	links: ___ mm
3. Sprunggelenk	rechts: ___ mm	links: ___ mm

Unterschied der Beinlängen im Liegen:

4. Beine liegen auf	☐ rechts länger	☐ gleich lang	☐ links länger
5. Vorlaufphänomen	☐ rechts länger	☐ gleich lang	☐ links länger

Im Stehen, obere Wirbelsäule im Sitzen:

6. Vergleich der vorderen und hinteren Darmbeinstachel rechts und links

Beckenschema von hinten und schräg oben mit Kennzeichnung der SIAS und SIPS

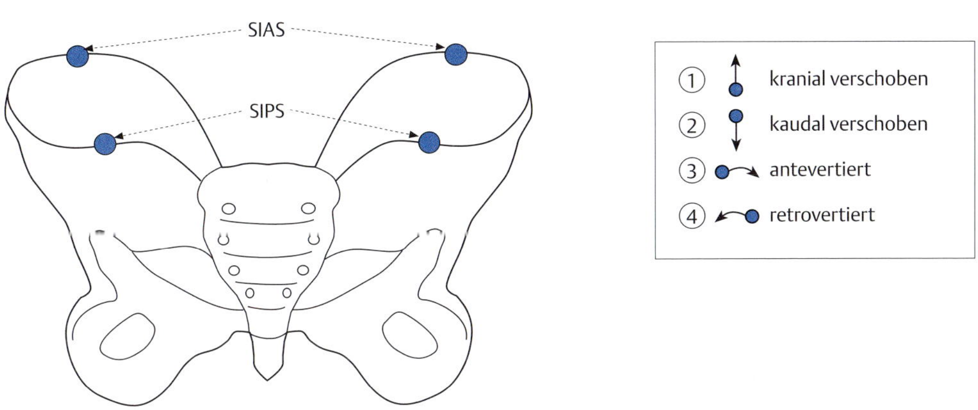

7. Iliosakralgelenke
8. Wirbel von unten nach oben

Skelettschema: *siehe Seite 156*

Verschriebene Patientenübungen:

„Hüftgelenkübung“	☐ rechts	☐ links
Knie-/Sprunggelenkübung	☐ rechts	☐ links

Zu- und Vorname: ....

geboren am: .... **Befund am:** ....

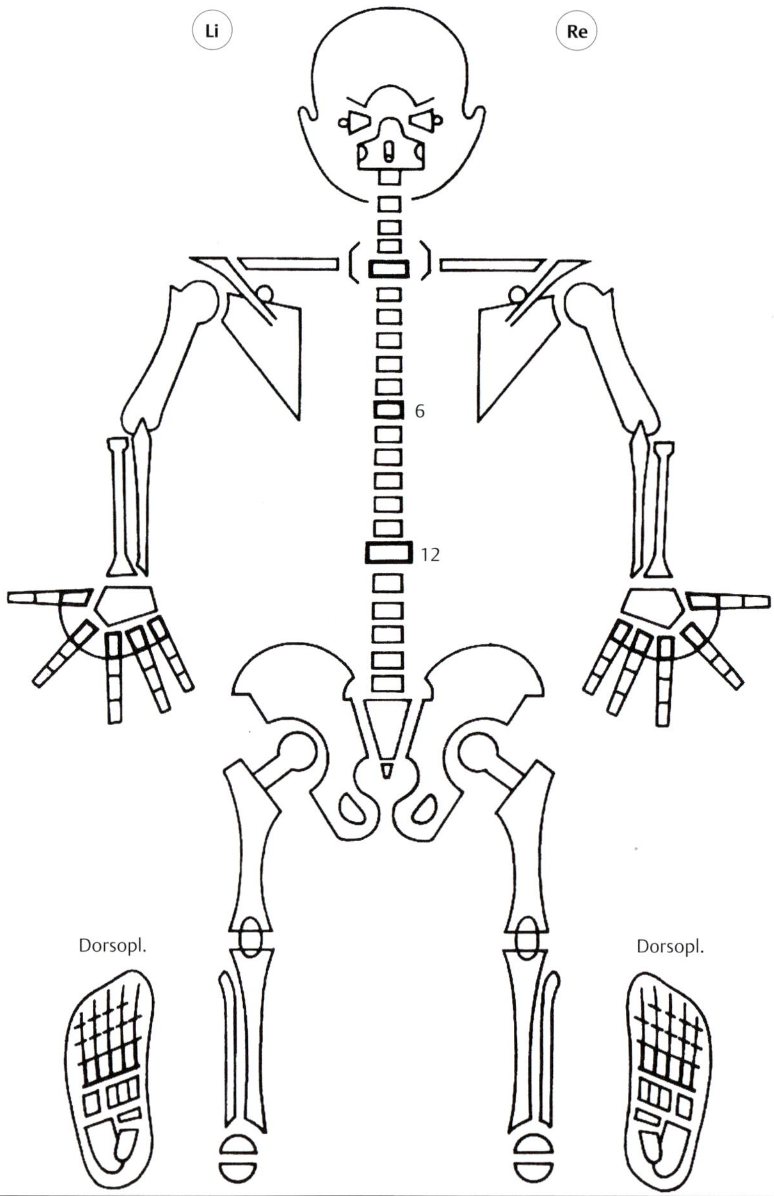

Skelettschema nach Frisch
10 Standardsymbole:
Ventral oder **v**olar mit **V** kennzeichnen,
Blau: Gelenke, Nerven, Haut
Rot: Muskeln, Sehnen

Allgemeine Zeichen :

+	Nicht schmerzhafte Myogelose
–	Schmerzhafte Myogelose
!	Fragliche Resistenz
∅	Behandelt
o. B.	ohne Befund

Übungsanleitungen und Hinweise für Patienten (Kopiervorlage)

Praxisstempel

Sehr geehrte Patientin, sehr geehrter Patient,

damit Ihre Behandlung den bestmöglichen Effekt für Sie hat, bitte ich Sie, für die Dauer der Behandlung mit der Dorn-Therapie die folgenden Punkte zu beachten:

- Führen Sie Physiotherapie (Krankengymnastik) nur in Absprache mit mir durch, damit Ihr Physiotherapeut und ich nicht gegeneinander, sondern miteinander arbeiten.
- Setzen Sie mit Sportarten aus, die plötzliche Bewegungen beinhalten und die den Körper erschüttern. Fragen Sie mich, ob Ihre Sportart dazugehört.
- Setzen Sie für die Dauer der Behandlung mit Stretching aus.

☐ Führen Sie bitte die **„Hüftgelenkübung“** jeden Abend vor dem Schlafengehen und nach längeren Autofahrten durch

☐ auf der rechten Seite

☐ auf der linken Seite

Im Liegen:

Stellen Sie den Fuß so nah wie möglich am Gesäß auf. Greifen Sie mit der Hand unter den Übergang vom Oberschenkel zum Gesäß, und üben Sie stetigen Zug Richtung Kopf aus, während Sie das Bein strecken und entspannt ablegen.

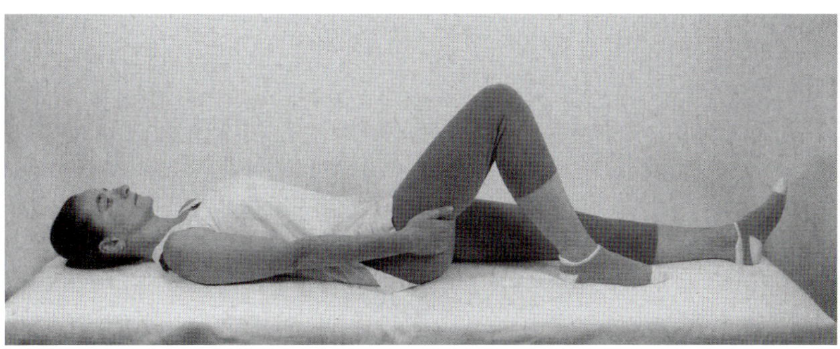

Im Stehen:

Halten Sie sich mit einer Hand z. B. am Autodach fest, und winkeln Sie das Bein im Hüftgelenk an. Greifen Sie mit der Hand unter den Übergang vom Oberschenkel zum Gesäß, und üben Sie stetigen Zug Richtung Kopf aus, während Sie das Bein strecken und am Boden aufsetzen.

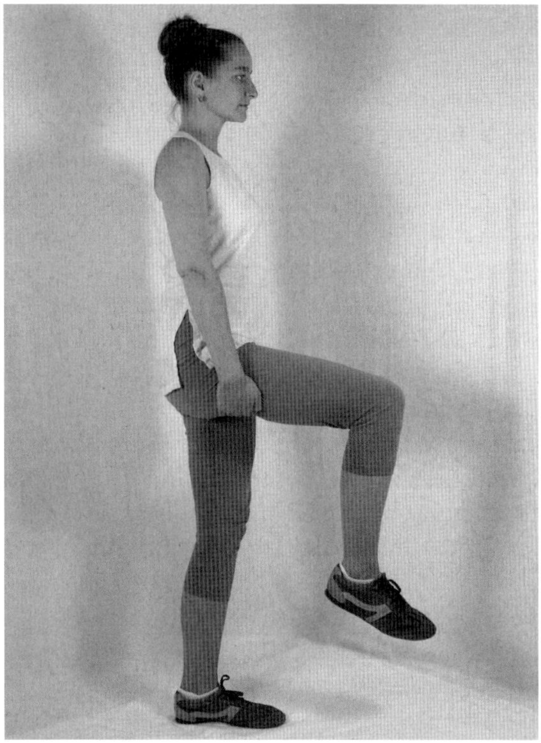

☐ Führen Sie bitte die **Knie- und Sprunggelenkübung** täglich vor dem Schlafengehen durch:
☐ auf der rechten Seite
☐ auf der linken Seite.

Stellen Sie den Fuß auf die unterste Stufe einer Treppe oder ein Fußbänkchen. Ihr Hauptgewicht ruht auf dem anderen Bein. Drücken Sie mit einer Hand von oben auf das Knie und stabilisieren Sie das Kniegelenk mit der anderen Hand in der Kniekehle. Halten Sie den Druck Richtung Ferse aufrecht, während Sie das Bein langsam strecken.

Bei **Nackenschmerzen** oder wenn Sie merken, dass die Beweglichkeit der Halswirbelsäule eingeschränkt ist, können Sie sich selbst folgendermaßen helfen:

Legen Sie die der schmerzhaften Seite gegenüberliegende Hand in die anatomische Rille im Nacken. Während Sie den Kopf in einer kleinen

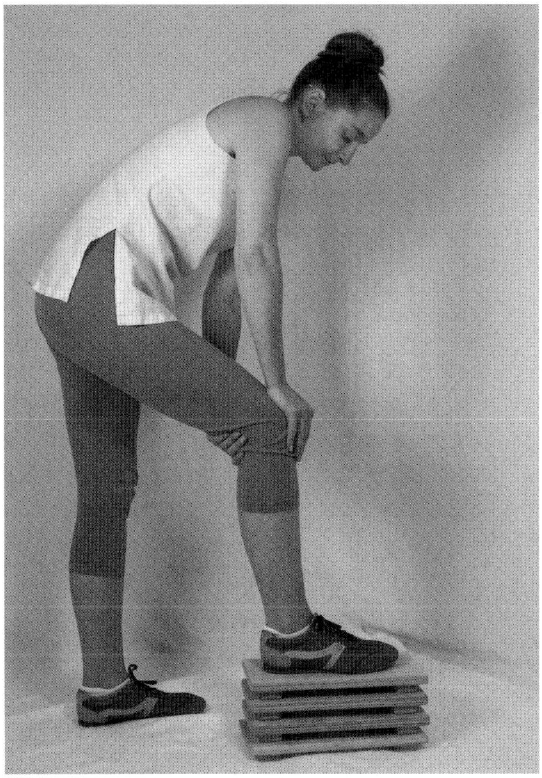

Nein-Bewegung hin und her drehen, drücken Sie mit den Fingerkuppen auf die schmerzhaften Muskelverhärtungen in Richtung Mittellinie.

Zur Behandlung von **Blockaden der Finger- und Zehengelenke** üben Sie von beiden Seiten Druck auf das gebeugte Gelenk aus, während Sie es langsam strecken. Sie können diesen Vorgang mehrmals wiederholen.

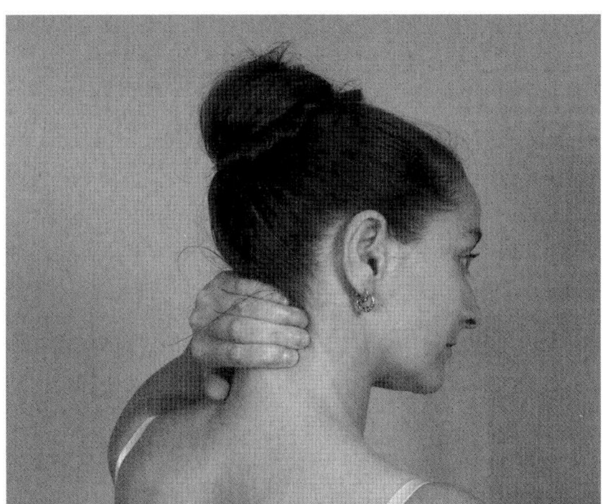

Wichtige Adressen

Bezugsquellen

- Dorn-Behandlungsliegen, Schieber, Brettchen, Seidenpapier
  Dorn-Therapiezentrum Köln
  Piusstraße 127, 50931 Köln
  Tel.: 02 21/9 92 57 27, Fax: 02 21/9 92 57 29
  http://www.dorn-therapiezentrum.de

- Standgeräte, Mobilisator, Massageöle, Seidenpapier
  Therapiebedarf Panek
  Mindelheimerstraße 51, 87666 Pforzen-Ing.
  Tel.: 0 83 46/98 23 56, Fax: 0 83 46/98 23 68
  http://www.therapiebedarf.net

Ausbildungsmöglichkeiten

- Naturheilpraxis Brigitte und Harald Fleig
  Postfach 12 32, 79657 Wehr
  Tel.: 0 77 62/72 60
  Fax: 0 77 62/35 67
  E-Mail: harald.fleig@t-online.de

- Gesundheits-Gemeinschaft Antje Kordts und Wolfgang Iwanowski
  Lewackerstraße 271, 44879 Bochum
  Tel.: 02 34/9 49 07 17
  http://www.gesundheitsgemeinschaft.de

- Dorn-Therapiezentrum Olaf Breidenbach
  Piusstraße 127, 50931 Köln
  Tel.: 02 21/9 92 57 27, Fax: 02 21/9 92 57 29
  http://www.dorn-therapiezentrum.de
  E-Mail: info@dorn-therapiezentrum.de

- Dieter Dorn
  Illerstraße 13, 87763 Lautrach
  Tel.: 0 83 94/2 15

Literatur

Biedermann H (Hrsg.): Von der Chiropraktik zur Manuellen Medizin. Heidelberg: Haug; 1988.

Bierbach E (Hrsg.): Naturheilpraxis Heute. Lehrbuch und Atlas. 2. Aufl., München: Urban & Fischer; 2000.

Cramer A, Doering J, Gutmann G: Geschichte der manuellen Medizin. Berlin: Springer; 1990.

Dahmer J: Anamnese und Befund. Die ärztliche Untersuchung als Grundlage klinischer Diagnostik. 10. Aufl., Stuttgart: Thieme; 2006.

Dorn D, Flemming G: Heilen mit der Methode Dorn. Das Praxisbuch für die sanfte Behandlung von Rücken und Gelenken. 1. Aufl., Stuttgart: Lüchow; 2003.

Eder M, Tilscher H: Chirotherapie. Vom Befund zur Behandlung. 4. Aufl., Stuttgart: Hippokrates; 1998.

Faller A: Der Körper des Menschen. Einführung in Bau und Funktion. 14. Aufl., Stuttgart: Thieme; 2004.

Feneis H: Anatomisches Bildwörterbuch der internationalen Nomenklatur. 7. Aufl., Stuttgart: Thieme; 1993.

Fleig H: „Heilen“ über die Wirbelsäule. Nach Dorn und Breuß. Bd 1. 7. Aufl., Wangen: Merk; 2001.

Frisch H: Programmierte Therapie am Bewegungsapparat. Chirotherapie. 2. Aufl., Berlin: Springer; 1996.

Frisch H: Programmierte Untersuchung des Bewegungsapparates. Chirodiagnostik. 8. Aufl., Berlin: Springer; 2001.

Gramlich B: Syndrome der Wirbelsäule des Menschen. Chirodiagnostik und Chirotherapie aus klinischer und gesundheitspolitischer Sicht. Uelzen: Medizinisch Literarische Verlagsgesellschaft mbH; 2000.

Gilliar W: Osteopathische Medizin: eine Frage der Zeit? Manuelle Medizin und Osteopathische Medizin. 2001; 39: 3–8.

Göbel H: Epidemiologie und Kosten chronischer Schmerzen: Spezifische und unspezifische Rückenschmerzen. Schmerz. 2001; 15: 92–98.

Hempen CH: dtv-Atlas Akupunktur. Tafeln und Texte. 7. Aufl., München: Deutscher Taschenbuch Verlag; 2006.

Illi F: Wirbelsäule, Becken und Chiropraktik. Neue Erkenntnisse und Behandlungsmöglichkeiten. Saulgau/Württemberg: Haug; 1953.

Koch H, Steinhauser H: Die Dorn-Therapie. Grundlagen und praktische Durchführung. Mit Breuß-Massage. 2. Aufl., München: Foitzik; 2004.

Lewit K: Manuelle Medizin bei Funktionsstörungen des Bewegungsapparates. 8. Aufl. München: Urban & Fischer bei Elsevier; 2007.

Lewit K: Manuelle Medizin. 7. Aufl., Heidelberg Leipzig: Barth: 1997: 12–19.

Marschand H, Graf M: Was ist Chirotherapie? Orthoprof. 2004, 2: 4–6.

Nathan B: Berührung und Gefühl in der manuellen Therapie. 1. Aufl., Bern: Huber; 2001.

Pschyrembel Medizinisches Wörterbuch. 261. Aufl., Berlin: de Gruyter; 2007.

Radloff K: Grundlagen der Energetisch-Statischen-Behandlung. Akupunktur-Massage EBS/APM und Ohr-Reflexzonen-Kontrolle nach Radloff. 3. Aufl., Oberegg: Bischoffberger Druck AG; 2000.

Todd M: Der Körper denkt mit. Anatomie als Ausdruck dynamischer Kräfte. 2. Aufl., Bern: Huber; 2003.

Wahlers L: Handarbeit für Spezialisten. Via medici 1996, 1: Internetarchiv http://www.thieme.de/viamedici.

Zieler P: Falsches Mobiliar bescherte einem Orthopäden eine kranke Wirbelsäule. Ärzte Zeitung 31. 5. 2000. Quelle: http://www.aerztezeitung.de.

[Anonym]: Visualisierung unterstützt die Compliance. Ärzte Zeitung 8. 6. 2004. Quelle: http://www.aerztezeitung.de.

- Zur genauen Orientierung sind im Folgenden wichtige anatomische Lehrbücher gesondert aufgeführt und kurz charakterisiert.

Frisch H: Programmierte Untersuchung des Bewegungsapparates. Chirodiagnostik. 8. Aufl., Berlin: Springer; 2001.
Dieses Buch repräsentiert den Brückenschlag von der theoretischen Vorstellung zur praktischen Arbeit. Es ist gegliedert nach Körperregionen, Strukturen und Untersuchungsmethoden. Unzählige Tests werden detailliert beschrieben und durch deutliche Fotos und Schemata unterstützt. Die Aussagekraft eines jeden Tests wird evaluiert und erklärt.
Ein Nachvollziehen der Testergebnisse und ihrer Aussagen verbessert das Verständnis von Aufbau und Funktion der Gelenke.

Kapandji IA: Funktionelle Anatomie der Gelenke. 3 Bde. 4. Aufl., Stuttgart: Thieme; 2006.
Die Funktionelle Anatomie der Gelenke von Kapandji macht die (Neu-) Entdeckung der Anatomie von Knochen, Muskeln und Gelenken zum Erlebnis. Der Text ergänzt die anatomischen und schematischen Zeichnungen so, dass das Nachvollziehen der dargebotenen Informationen schrittweise zu einer dreidimensionalen Vorstellung der Gelenke hinführt. Die schwarzweißen Zeichnungen lassen genug Raum für eigene farbige Markierungen und Beschriftungen.

Netter FH: Atlas der Anatomie des Menschen. 3. Aufl., Stuttgart: Thieme; 2006.
Der „Netter" ist zu Recht ein Standardwerk für das Studium der Anatomie. Aus seinen Zeichnungen sprechen die Akribie und das strukturierende Denken eines guten Mediziners und geniale Handwerkskunst. Die Zeichnungen sind nur wenig idealisiert, die Farbe wird eher didaktisch verwendet. Dies erlaubt eine schnelle Übersicht und fördert das Einprägen der anatomischen Strukturen. Besonders hilfreich für das Verständnis des Bewegungsapparats sind die Darstellungen der Knochen mit farblicher Markierung der Muskelansätze und Ursprünge.

Radloff K: Die Becken-, Wirbelsäulen- und Gelenkbehandlung der Energetisch-Statischen-Behandlung ESB/APM. Oberegg: Bischoffberger Druck AG; 2000.
Die Bewegungsachsen der Iliosakralgelenke und die Auswirkungen von Fehlstellungen und Blockaden des Beckens sind hier differenziert und eingehend beschrieben. Sie vertiefen das Verständnis für die zentrale Rolle, die die Beckenstellung für die räumliche Organisation der Wirbelsäule spielt.

Abbildungsnachweis

Abb. 1.1
Schiffter R, Harms E: Bindegewebsmassage. 14. Aufl. Stuttgart: Thieme; 2005.

Abb. 1.4
Fa. Therapiebedarf Panek, Ingenried

Abb. 2.1, 2.2, 2.3, 2.4, 2.5, 2.8, 2.9
Faller A: Der Körper des Menschen. 14. Aufl. Stuttgart: Thieme; 2004.

Abb. 2.6, 2.7
Kapandji IA: Funktionelle Anatomie der Gelenke. Bd. 3.
4. Aufl. Stuttgart: Thieme; 2006. (Mit freundlicher Genehmigung des Autors)

Abb. 3.1 und Abb. auf Seite 156
Frisch H: Programmierte Untersuchung des Bewegungsapparates.
8. Aufl. Heidelberg: Springer; 2001.

Abb. 3.2
Römer A: Akupunktur für Hebammen, Geburtshelfer und Gynäkologen.
4. Aufl. Stuttgart: Hippokrates; 2008.

Alle anderen Abbildungen stammen von den Autoren.

Sachverzeichnis